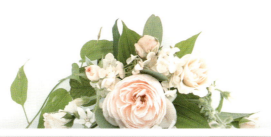

実践
フィラー注入テクニック
Injection Techniques for Fillers

岩城 佳津美
いわきクリニック形成外科・皮フ科
編著

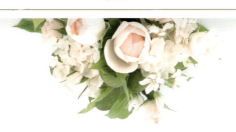

克誠堂出版

【謹 告】

■ 本書に記載の製品名・薬剤名・会社名等は2019年4月現在のものです。

■ 本書に記載されている治療法に関しては，発行時点における最新の情報に基づき，正確を期するよう，著者ならびに出版社は最善の努力を払っております。しかし，医学的知識は常に変化しています。本書記載の治療法・医薬品・疾患への適応等が，その後の医学研究や医学の進歩により本書発行後に変更され，記載された内容が正確かつ完全でなくなる場合もございます。

　したがって，読者自らが，メーカーが提供する最新製品情報を常に確認することをお勧めします。また，治療にあたっては，機器の取扱いや疾患への適応，診療技術等に関して十分考慮されたうえ，常に細心の注意を払われるようお願い致します。

■ 治療法・医薬品・疾患への適応等による不測の事故に対して，著者ならびに出版社はいかなる責務も負いかねますので，何卒ご了承下さい。

執筆者一覧

【編　者】

岩城 佳津美
[いわきクリニック形成外科・皮フ科]

【執筆者】
(五十音順)

荒尾　直樹　[あらおクリニック]
飯尾　礼美　[飯尾形成外科クリニック]
池田　欣生　[東京皮膚科・形成外科]
今泉　明子　[今泉スキンクリニック]
入谷　英里　[イーストワン皮膚科・形成外科]
岩城佳津美　[いわきクリニック形成外科・皮フ科]
大原奈津恵　[なつクリニック皮膚科・形成外科]
慶田　朋子　[銀座ケイスキンクリニック]
田中亜希子　[あきこクリニック]
塚原　孝浩　[つかはらクリニック]
前多　一彦　[聖心美容クリニック札幌院]
宮田　成章　[みやた形成外科・皮ふクリニック]
室　　孝明　[BESPOKE CLINIC（福岡）]

刊行にあたって

　2017年に執筆させていただいた『フェイシャル・フィラー―注入の極意と部位別テクニック―』について，有り難いことにご好評の声をたくさんいただきました．おそらく，それまでフィラー注入の手技を動画付きで解説した日本語のテキストがなかったからだと思います．百分は一見にしかず，文章ではなかなか伝わりにくい注入手技のコツも，動画で見ていただくことによって，感覚的にコツをつかんでいただくことができたのではないでしょうか．

　前書ではフィラー注入の基本的な部分を中心に執筆させていただきましたが，本書はその続編（応用編）という位置づけになります．前書では，その時点での最新の情報を盛り込んで執筆させていただいたつもりですが，進歩の著しい美容医療ゆえに，一部の手技等についてはすでに古い情報となってしまっている点は否めません．製剤も注入手技も続々と新しいものが登場してきます．

　本書では，フィラー注入分野においてスペシャリストとしてご活躍の先生方に，主として「トータル・フェイシャル・トリートメント」を中心に，アセスメントから注入手技まで最新の手技動画を含めて詳細に解説していただきました．100人の医師がいれば手技も100通りあります．手術と同じで，注入手技の腕を磨くには，達人の手技を見て技を盗み，症例経験数を積み上げていくしかありません．

　本書では104個の動画を実際に見ていただくことができます．達人の技を「いいとこ取り」していただき，本書が先生方のスキルアップの一翼を担うことができれば幸いです．

　2019年4月

いわきクリニック形成外科・皮フ科

岩城 佳津美

【COCOAR2 視聴終了のお知らせ】

『実践フィラー注入テクニック』

本書に掲載の「AR動画」は現在、すべて弊社HP内の「デジタルコンテンツ」(下記二次元コード)より視聴できます。※ARアプリ「COCOAR2」での視聴はできませんので、ご了承願います。

2023 年 3 月
克誠堂出版株式会社
TEL：03-3811-0995

AR機能の使い方

本書では，各項目内の「AR機能対応」を示すアイコン📱が付いた写真に
スマートフォンやタブレットのカメラをかざすだけで，動画を見ることができます！

端末に専用のアプリをダウンロードすれば使用できます。
ARアプリにはさまざまなものがありますが，本書では「COCOAR 2」を採用しています。

❶ まず「COCOAR 2」をダウンロードする

「App Store」や「Playストア」から「COCOAR 2」を検索し，ダウンロードします。

※「COCOAR」には「COCOAR」と「COCOAR 2」の2つがありますが，本書では「COCOAR 2」をダウンロードして下さい。

iOS版
App Store

Android版
Playストア

「COCOAR 2」と検索

❷ 「COCOAR 2」を起動する

ダウンロードが完了したら，アイコンをタップしてアプリを起動します。
カメラの「SCAN」マークが出てくるので，マークをタップしてスキャンモードにします。

※アプリを起動する際にカメラへのアクセスを求められることがあります。

❸ アイコン📱が付いた写真をスキャンする

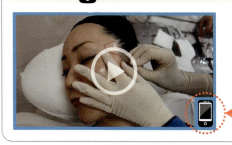

アイコン📱の付いた写真をスキャンすると，2～10秒程で動画の再生が始まります。

「AR機能対応」を示すアイコン

※本書では，AR機能に対応した写真には，わかりやすくするために，上記のように青（または緑）色のフレームで囲みアイコン📱を付しています。
※スキャン画面のフレームに写真全体が収まるように，カメラの距離を調整して下さい。
※写真をスキャンする際は，<u>明るい場所</u>で正面からスキャンして下さい。
※通信環境によっては動画の読み込みに時間がかかったり，写真を認識できなかったりする場合があります。極力通信環境の良いところでご使用下さい。
※推奨環境は，Android：4.0以上，iOS：9.0以上（iPhone，iPad，iPod touchに対応）です（ただし，一部機種によっては動画を読み込めない場合もございます）。
※「COCOAR 2」の使用方法については，右QRコードのURLでも確認できます。
https://www.youtube.com/watch?v=n1cPyXFQbX4

★事前の予告なくサポートを終了する場合もございます。動画の再生ができなくなった際は，弊社：克誠堂出版㈱（Tel：03-3811-0995）までお問い合わせ下さい。

目 次

- 刊行にあたって …………………… *iv*
- AR機能の使い方 …………………… *v*

I　20～30歳代のアセスメントと治療法例

　ここがPOINT　　術前評価　　治療計画　　私のテクニック **AR**　　術後評価　　ADVICE
　この治療 HOW MUCH？

私のポイント **1**	20歳代，女性	飯尾 礼美	*2*
私のポイント **2**	20歳代，男性	今泉 明子	*10*
私のポイント **3**	30歳代，女性	荒尾 直樹	*18*
私のポイント **4**	30歳代前半，女性	大原 奈津恵	*24*
私のポイント **5**	30歳代前半，女性	岩城 佳津美	*32*
私のポイント **6**	30歳代後半，女性	岩城 佳津美	*44*

II　40～50歳代のアセスメントと治療法例

　ここがPOINT　　術前評価　　治療計画　　私のテクニック **AR**　　術後評価　　ADVICE
　この治療 HOW MUCH？

私のポイント **7**	40歳代，女性	荒尾 直樹	*54*
私のポイント **8**	40歳代，女性	飯尾 礼美	*60*
私のポイント **9**	40歳代，男性	今泉 明子	*68*
私のポイント **10**	40歳代前半，女性	大原 奈津恵	*78*
私のポイント **11**	50歳代，女性	飯尾 礼美	*86*
私のポイント **12**	50歳代，男性	今泉 明子	*96*
私のポイント **13**	50歳代後半，女性	岩城 佳津美	*104*

III　60歳代～のアセスメントと治療法例

　ここがPOINT　　術前評価　　治療計画　　私のテクニック **AR**　　術後評価　　ADVICE
　この治療 HOW MUCH？

| 私のポイント **14** | 60歳代，女性 | 荒尾 直樹 | *116* |
| 私のポイント **15** | 60歳代，女性 | 大原 奈津恵 | *124* |

IV　フィラー注入と各種治療の併用

| 私のポイント **16** | 機器とフィラー注入 | 宮田 成章 | *138* |

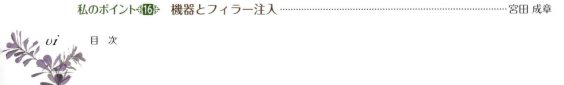

- 各種治療の違い *138*　- 主に使用する機器とその理論 *140*　- 併用治療の組み立て方・考え方 *143*
- コンビネーションの考え方 *144*　- 症例 AR *147*　- フィラー注入との併用メリット *153*
- 今後の展開 *154*　- FOCUS―私の手技・主義― *155*

私のポイント 17　PRPとフィラー注入　　　　　　　　　　　　　　　　　　　　　前多 一彦　*158*
- PRP（bFGF添加）の作成手順 *158*　- 症例 AR *159*　- PRP vs フィラー *175*
- 起こり得るリスク・副作用 *176*　- FOCUS―1人の術者が責任をもって長期間経過を診る― *176*

私のポイント 18　スレッドリフトとフィラー注入　　　　　　　　　　　　　　　田中 亜希子　*178*
- 症例 AR *178*　- スレッドリフトとフィラー注入併用のメリット・デメリット *188*
- 吸収糸と非吸収糸の比較 *188*　- スレッドリフトで起こり得るトラブルと対処法 *189*
- 最も有用だと思われるスレッドの種類 *189*
- 患者満足度の高いスレッドリフトを行うために必要なこと *191*　- FOCUS―私の手技・主義― *192*

V　フィラーによる鼻の形成術

私のポイント 19　フィラーによる鼻の形成術　　　　　　　　　　　　　　　　　室　孝明　*196*
- 症例 *196*　- 鼻の解剖 *204*　- 鼻のデザイン *206*　- 顔全体と鼻のバランス・形態 *206*　- 注入手技 AR *209*
- 鼻への注入に適したヒアルロン酸製剤 *215*　- カニューレ径の選択 *216*　- 合併症とその対策 *216*
- 吸収糸による鼻形成術の適応と利点・欠点 *218*　- FOCUS―私の手技・主義― *221*

私のポイント 20　ガルデルマ社のTrue Liftメソッド　　　　　　　　　　　　　　慶田 朋子　*226*
- 治療のコンセプト *226*　- 製剤の特徴 *227*　- 手技の概要 AR *227*　- 症例 *230*
- FOCUS―True Liftメソッドを用いた実際の診療― *232*

私のポイント 21　アラガン社のMD Codes™　　　　　　　　　　　　　　　　塚原 孝浩　*234*
- コンセプト *234*　- 製剤の特徴 *236*　- 手技 *238*　- 症例 AR *242*

私のポイント 22　ベビーコラーゲン（Humallagen®）療法　　　　　　入谷 英里，池田 欣生　*250*
- 症例 AR *250*　- ベビーコラーゲン（Humallagen®）とは *258*　- カウンセリングのポイント *264*
- 今後の展望 *265*　- FOCUS―私の手技・主義― *267*

エディターズコメント

- ▶ 私のポイント **1** 20歳代，女性　……　*8*
- ▶ 私のポイント **2** 20歳代，男性　……　*16*
- ▶ 私のポイント **3** 30歳代，女性　……　*23*
- ▶ 私のポイント **4** 30歳代前半，女性　……　*30*

▶私のポイント **7** 40歳代，女性 ……………………………………………… 59
▶私のポイント **8** 40歳代，女性 ……………………………………………… 67
▶私のポイント **9** 40歳代，男性 ……………………………………………… 75
▶私のポイント **10** 40歳代前半，女性 ………………………………………… 84
▶私のポイント **11** 50歳代，女性 ……………………………………………… 95
▶私のポイント **12** 50歳代，男性 ……………………………………………… 103
▶私のポイント **14** 60歳代，女性 ……………………………………………… 122
▶私のポイント **15** 60歳代，女性 ……………………………………………… 130
▶私のポイント **16** 機器とフィラー注入 …………………………………… 156
▶私のポイント **17** PRPとフィラー注入 …………………………………… 177
▶私のポイント **18** スレッドリフトとフィラー注入 ………………………… 193
▶私のポイント **19** フィラーによる鼻の形成術 ……………………………… 222
▶私のポイント **20** ガルデルマ社のTrue Liftメソッド …………………… 233
▶私のポイント **21** アラガン社のMD Codes™ ……………………………… 248
▶私のポイント **22** ベビーコラーゲン（Humallagen®）療法 ……………… 268

Column

▶フィラー注入のゴールはどこにある？ ………………………… 岩城 佳津美　40
▶男性の若返り治療 ―どこまでやる？― ……………………… 岩城 佳津美　76
▶ほうれい線を浅くすることは本当に必要か？ ………………… 岩城 佳津美　112
▶シンメトリー（左右対称）の重要性 …………………………… 岩城 佳津美　132
▶よもやま話〜仮面は語る〜 ……………………………………… 室　孝明　223
▶私が経験した貴重な症例 ………………………………………… 入谷 英里　269
▶新しいトレンドとなるか？ ―100％天然素材の注入剤を使用した
　　　　　　　　　　ボタニカルフィラー™治療― ………… 岩城 佳津美　270

One-point Advice

▶カニューレ刺入点の穴あけ（穿刺）のコツ ………………… 岩城 佳津美　51

■ 編者紹介 ……………………………………*276*

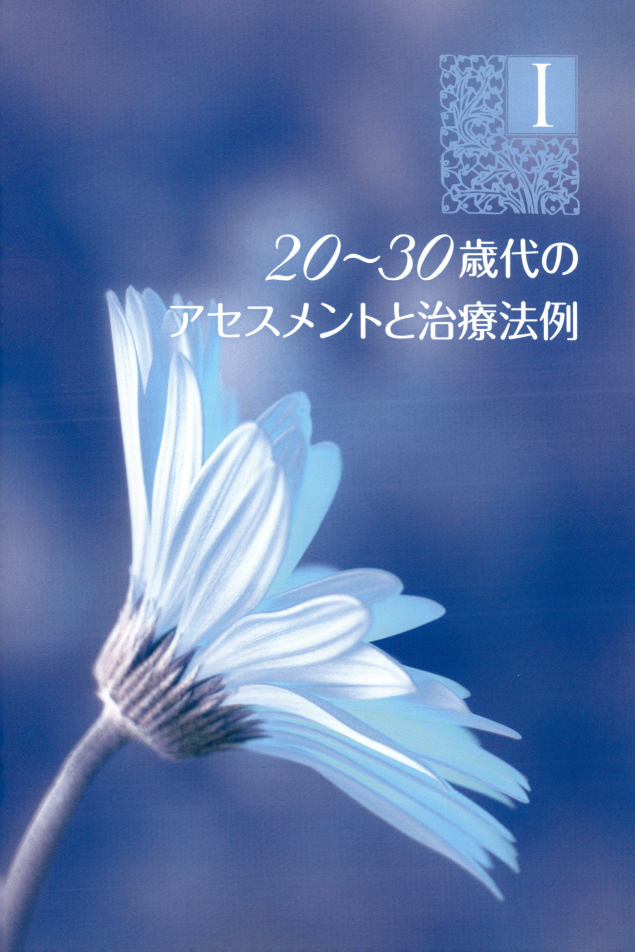

I

20〜30歳代のアセスメントと治療法例

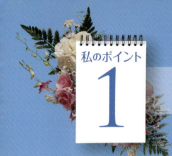

20歳代，女性

飯尾形成外科クリニック
飯尾　礼美

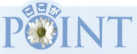

- 一般的に組織のボリュームや質（緊張性，柔軟性，密度，伸縮性など）は良好であるため，顔面の形態的（構造的）改善が主な目的となる。
- 輪郭，プロポーション，左右対称性を静的観点（形や量そのもの）と動的観点（筋肉の強さや緊張度）から評価して，補充や補強を行い調整する。
- 患者さんの経済的側面を配慮し，より的を絞った治療戦略（なるべく少ない量で効果的に）を立てるように心がける。
- 形態的改善により軟部組織への重力の影響を軽減し，老化現象の発現を遅らせることが期待できる。

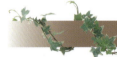

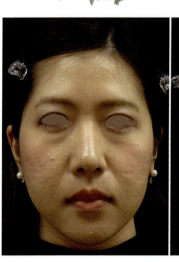 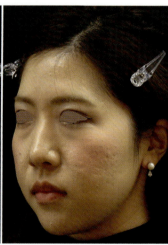 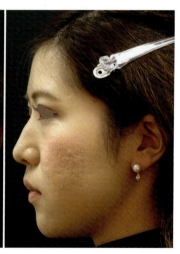

- **患者の主訴**…平面的な顔，目の形・大きさの左右差，ハンプ鼻，頬のたるみ

- **評価**…………
  - 左側の低形成により前頭・側頭部の陥凹，頬骨弓の低位，眼窩縁の低位，眼瞼や頬のたるみが顕著である
  - ハンプ鼻で，鼻先が丸く，鼻翼が広がって見える
  - 年齢の割に下眼瞼の「クマ」が目立つ

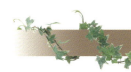

治療計画

目標は①左右差の改善，②立体感（メリハリ）の描出，③元気のある顔作り，④より美しい顔作り，としました。

具体的な注入部位は，左側の頬骨弓，頬，眼窩外側，眉毛上部，こめかみで左右差の補正をし，両側のtear troughで下眼瞼の「クマ」を改善し，鼻翼基部（梨状口縁），鼻柱基部（前鼻棘：ANS），鼻尖部，鼻背にてメリハリのある整ったきれいな鼻を作りました。

🌿 注入部位と製剤の種類・量

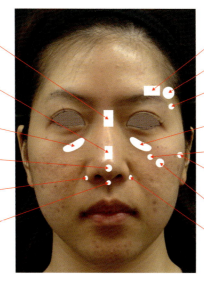

動画003
製剤A：0.15 ml
（骨膜上・鋭針27G・bolus）

動画007
製剤A：0.2 ml
（軟骨上・鋭針27G・bolus）

製剤A：0.05 ml×2
（骨膜上・鋭針27G・bolus）

動画006
製剤A：0.1 ml
（皮下深層・鋭針27G・bolus）

動画004
製剤A：0.15 ml
（骨膜上・鋭針27G・bolus）

動画005
製剤A：0.15 ml
（骨膜上・鋭針27G・bolus）

動画002
製剤A：0.1 ml×2
（骨膜上・鋭針27G・bolus）

製剤A：0.15 ml
（骨膜上・鋭針27G・bolus）

製剤A：0.05 ml
（骨膜上・鋭針27G・bolus）

動画008
製剤A：0.05 ml×2
（骨膜上・鋭針27G・bolus）

製剤A：0.1 ml
（骨膜上・鋭針27G・bolus）

製剤A：0.1 ml
（骨膜上・鋭針27G・bolus）

動画001
製剤A：0.3 ml
（骨膜上・鋭針27G・bolus）

製剤A：0.15 ml
（骨膜上・鋭針27G・bolus）

合計：ヒアルロン酸製剤　2.0 ml

🌿 使用製剤……ヒアルロン酸製剤

製剤A：ジュビダームビスタ® ボリューマXC（アラガンジャパン社）

▶ 私のテクニック ▶

　今回はほとんどが骨膜上にピンポイントで注入する方法ですので，鋭針を使用し，骨面に垂直に当たるよう意識して刺入角度を決めています（動画参照）。実際には骨膜と骨皮質の隙間に注入はできませんが，針先で骨膜を傷つけて骨膜上に置くイメージで注入すると，カニューレを骨膜上に滑らすように刺入して注入するよりも「固定性」や「持ち上げ力（リフト力）」が高くなります（組織親和性の増強）。

1 頬中央（mid cheek）への注入

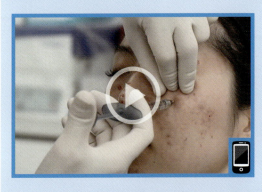

▶ 動画001（44秒）

　まず，左手のアシストは大変重要です。母指で眼窩下神経孔部位をブロックして，示指と中指で眼窩縁をブロックしつつ軽く頬部を引き上げます。

　骨膜上に注入する部位では常に，針は皮膚面ではなく，針先が当たる骨面に対して垂直になるようイメージして刺入します。針先が骨面に当たったら，吸引テストを必ず行います。慣れるまでは，左手で支える方が確実な操作ができます。「逆血」がなければプランジャーを押し戻して持ち替え，焦らずゆっくりと注入を行います。

　左手の指先は，注入部位の膨隆や緊満状態の変化を感じつつ，必要に応じてヒアルロン酸の広がりを，指先を当てる位置で調整します。注入中は，眼窩下神経孔部に当てた指は動かしません。

　注入後は，比較的ゆっくりと刺入方向と真逆に抜針します。乱暴な操作は出血を助長し，痛みも増し，組織を傷つけます。

2 眉毛部〔eye brow（orbital ligamentの補強）〕への注入

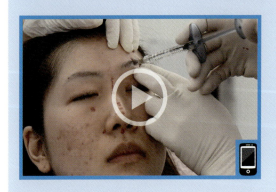

▶ 動画002（59秒）

　眉を引き上げ，1同様に骨膜上に注入します。刺入点は，まず眼窩上切痕を触知して指先でブロックし，さらに瞳孔中心線より外側に置きます。

3 鼻根部 (root, radix) への注入

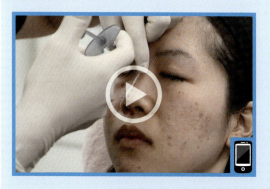

▶ 動画003（31秒）

ハンプ鼻を改善してスッキリした鼻筋を作る目的で注入します。

正中線上の左右の眉頭下部を結んだ線と左右の内眥（目頭）を結んだ線の交点間の中点を刺入の目安にしています。

注入時には左母指と示指でしっかりブロックします。これは、血管内誤注入を防ぎ、内眥方向に拡散させず鼻筋を細く保つために重要です。いったん拡散してしまうと、注入後の整形が難しくなります。

4 鼻翼基部・鼻唇溝・梨状口縁 (alar base) への注入

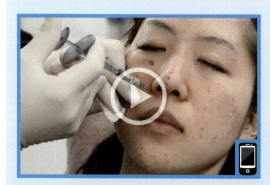

▶ 動画004（29秒）

鼻唇溝上部を浅くし、鼻翼基部を正中方向へ持ち上げて押し寄せ、丸く張り出した鼻翼形態を改善する目的で注入します。

梨状口縁のせり出した骨に針を当てるため、皮膚面に対し約45°の角度で刺入します。

5 鼻柱基部・columella base・anterior nasal spine (ANS) への注入

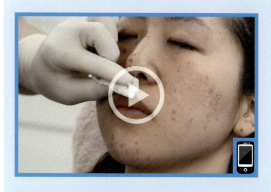

▶ 動画005（56秒）

鼻柱基部の支持力を強化して鼻先の下り (drooping nasal tip) を改善するとともに、引き締まった小鼻にする目的で注入します。

左手の母指と示指を使って鼻中基部をつまんで引き上げます。上鼻棘のせり上がり部分をめがけて45°の角度で刺入します。

6 鼻尖部（nasal tip）への注入

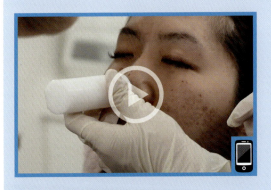

▶ 動画006（29秒）

　tip-defining pointを想定し，刺入点を決定します。左手の母指と示指でしっかりと鼻尖部をつまみ上げ，拡散と誤注入に注意し，interdomal space内に注入します。

7 鼻背部（dorsum）への注入

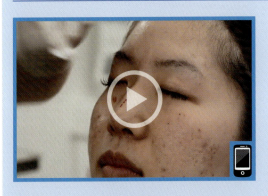

▶ 動画007（37秒）

　3同様，パンプ鼻を改善してスッキリした鼻筋を作る目的で注入します。

　正中を外さず，左手の母指と示指で鼻背部をつまみ上げ，注入スペースを確保し，針がまったくといっていいほど抵抗なく刺入されたこと（シリンジを持つ手へ微妙に伝わってきます）を確認し，針を引きながら極少量ずつbolus注入を数カ所（もしくはretrograde linear threading法）行い，注入後に整形します。

8 tear troughへの注入

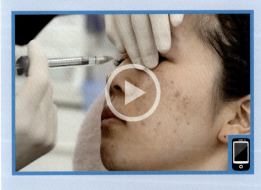

▶ 動画008（48秒）

　mid cheekの補充・補強によりtear troughはある程度改善されますが，さらに必要な場合，追加注入を行います。本症例では低予算治療を想定して，1種類の製剤（ジュビダームビスタ® ボリューマXC）を用い少量で補充と補強を行うために，鋭針によりsmall bolus法で骨膜上注入を行いました。

　左手示指・中指で眼窩縁を触知しつつ，眼窩内注入を避けるため眼窩脂肪・隔膜を上方に固定し，眼窩縁より3～4mm下方に刺入します。針の切れが悪いと骨膜上に達せず注入層が浅くなることがあるため，組織をつまみ上げて確認します。

術後評価

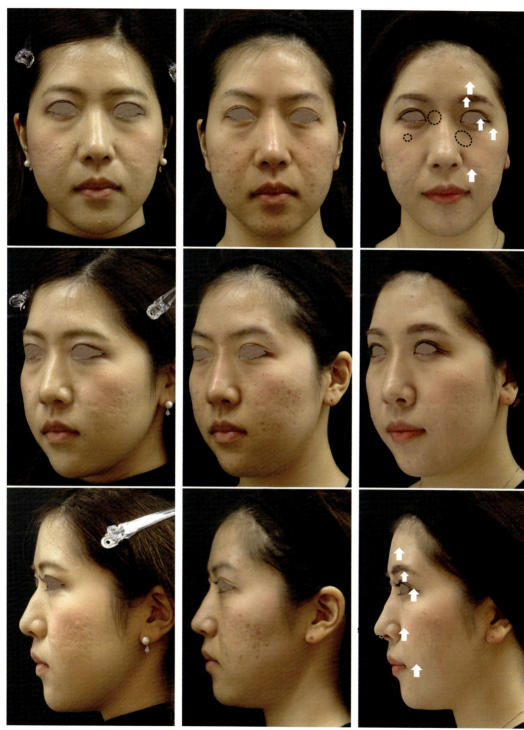

注入前　　　　　　　注入直後　　　　　　　注入後2カ月

I 20〜30歳代のアセスメントと治療法例
II 40〜50歳代のアセスメントと治療法例
III 60歳代〜のアセスメントと治療法例
IV フィラー注入と各種治療の併用
V フィラーによる鼻の形成術
VI 近年のトレンド注入法

正面像では，前額・側頭・頬にかけてのボリュームロスが改善し，形態の左右差が矯正されています。眉・眼の位置，頬骨弓の形，鼻唇溝の深さ，頬の下垂が改善しています。また，鼻筋がスッキリし，顔全体が引き締まって見えます。

　左側面像では，鼻の形態的改善がまずわかります。ハンプ鼻が改善され直線的鼻背になり，鼻尖部が細く少し上向き（鼻唇角の改善）になりました。

ADVICE

　すべての治療において，Mauricio de Maio 医師の提唱するMD Codes™（本書234～248頁「アラガン社のMD Codes™」参照）を基準に顔面全体を土台（foundation），輪郭（contour），微調整（refinement）の視点でとらえ，問題点と治療部位とを系統立てて術前評価を行い，治療に役立てています。

　本症例の場合は，「若返り」ではなく「より美しく」なるために，左右非対称などの形態的欠点を補正する治療を，最小限の量で最大限の効果を出すことに努めました。

¥ この治療 HOW MUCH?

ヒアルロン酸

● ジュビダームビスタ® ボリューマXC　2.0ml ·················· 240,000円

合計（税別）240,000円

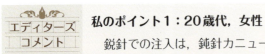

私のポイント1：20歳代，女性

　鋭針での注入は，鈍針カニューレ使用時に比べ，少量で，より形を形成しやすい利点がありますが，リスクエリアにおいては塞栓のリスクが高くなります。見よう見まねでの注入は大変危険です。解剖学を十分に理解したうえで，血管の走行には相当なバリエーションがあることを念頭に置きつつ，手技に熟練する必要があります。【岩城佳津美】

I 20～30歳代のアセスメントと治療法例

II 40～50歳代のアセスメントと治療法例

III 60歳代～のアセスメントと治療法例

IV フィラー注入と各種治療の併用

V フィラーによる鼻の形成術

VI 近年のトレンド注入法

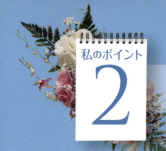

私のポイント 2

20歳代，男性

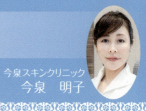

今泉スキンクリニック
今泉　明子

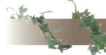

- 下垂や萎縮・拘縮が少ないため，骨格に基づき，ボリュームロスの多い部位にヒアルロン酸などの皮膚充填材を注入する。
- 表情筋の過収縮を抑えるボツリヌス毒素製剤を併用することにより効果を期待する。
- アップグレード（強調）させたい部位も同時に治療していく。

術前評価

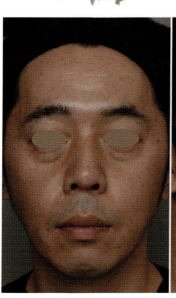 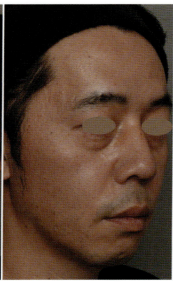 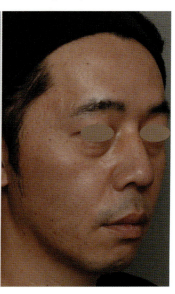

🌿 **患者の主訴**…「疲れて見える」「元気がない」と言われる

🌿 **評価**…………
- 上顔面：側頭部の陥凹および前額や眉間のシワ
- 中顔面：眉毛外側および左上眼瞼の軽度下垂，両側下眼瞼の下垂（右側＞左側）や陥凹および頬部のボリュームロス
- 下顔面：ほうれい線および下顎部の強い萎縮と拘縮およびフェイスラインの乱れ

治療計画

上顔面では，眉間・額のシワに対してボツリヌストキシン製剤を用いた治療を行います。また，上眼瞼の下垂に対しては，ヒアルロン酸製剤をorbicularis retaining lig.下に注入します。

中顔面では，下眼瞼下垂（たるみ）に対して，ヒアルロン酸製剤をtear trough lig.とzygomatic cutaneous lig.の位置する部位の骨膜上に注入します。頰部の陥凹に対してはヒアルロン酸製剤でボリュームの回復を図ります。

下顔面では，ほうれい線に対してヒアルロン酸製剤で梨状口の陥凹（骨萎縮）を補正します。おとがい・口角下制筋のシワにはボツリヌストキシン製剤を用いた治療を行います。また，下顎の萎縮（変形）に対してはヒアルロン酸製剤によるmandibular lig.下への注入および下顎のボリューム回復を行い，前方へ突出させます。フェイスラインの不整形に対しては，ヒアルロン酸製剤による下顎のボリューム回復と下顎ラインの形成を行います。

注入部位と製剤の種類・量

- ボツリヌストキシン38単位
  （眉間20単位，口角8単位，おとがい10単位）

製剤A：計0.3 ml
（骨膜上・鋭針27G）

製剤A：計0.6 ml
（骨膜上・鈍針25G）

動画009
製剤A：計0.6 ml
（骨膜上・鋭針27G）

製剤B：計1.0 ml
〔0.3 ml（骨膜上・鋭針27G），
0.2 ml（点線：皮下浅層）〕

動画010
製剤A：計0.5 ml
（骨膜上・鋭針27G）

製剤A：計0.3 ml
（骨膜上・鋭針30G）

動画011
製剤C：計0.8 ml〔骨膜上・鈍針25G
（●のみ皮下浅層0.1 ml）〕

製剤A：0.5 ml
（骨膜上・鋭針27G）

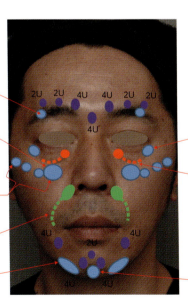

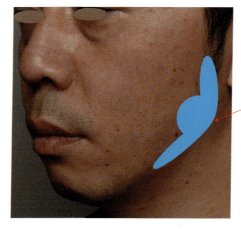

製剤A：2.0 ml
（皮下深層・鈍針25G）

合計：ヒアルロン酸 6.6ml，ボツリヌストキシン注射 38単位

🍃 **使用製剤**……ヒアルロン酸
　　製剤A：ジュビダームビスタ®ボリューマXC（アラガンジャパン社）
　　製剤B：レスチレン®リフト™リド（ガルデルマ社）
　　製剤C：ジュビダームボルベラ®（アラガンジャパン社）
ボツリヌストキシン
　　ボトックスビスタ®（アラガンジャパン社）

▶ 私のテクニック ▶

1 頬部への注入（zygomatic lig.）

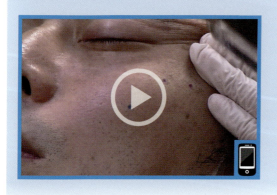

▶ **動画009**（66秒・音声有）
　zygomatic lig.を杭打ちするイメージで耳珠〜眼窩縁を結んだライン上，耳珠より3cm前方，約1cm下方の辺りにある陥凹部を基点にして骨膜上に注入します。
　骨膜に当たるまでゆっくりと垂直に27G鋭針を刺入し，0.1mlずつ注入します。
　男性の場合は，しっかりと杭打ちするた

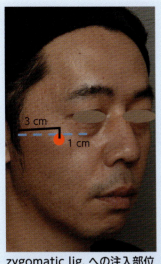

め3カ所注入します。皮膚を引っ張り（引き上げ）ながら注入していくとよいです。

zygomatic lig. への注入部位（目安）

2 下顎への注入（mandibular lig. と square of chin）

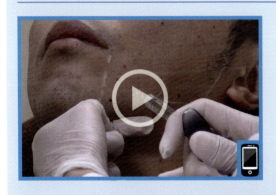

▶ 動画010（69秒・音声有）

27G鋭針を用いて，口角から垂直方向に下ろしたラインより約1cm外側にある陥凹部を触知してから，骨膜に当たるまでゆっくりと垂直に鋭針を刺入し，bolus法で注入します。

zygomatic lig.（動画009）と違い，jow fat compartmentが下垂してこないように堤防のような役割を期待してmandibular lig.に注入するので，特に引き上げる必要はないでしょう。

男性の場合は，四角い形状のアゴを作るため口角から垂直方向に下ろした部位にも注入します。下顎骨下方に手を添え，垂直方向に刺入すると手元が安定しやすいです。

3 下眼瞼〜頬部への注入（tear trough 〜cheek augmentation）

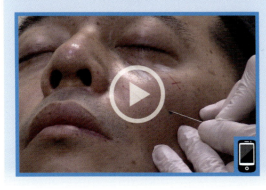

▶ 動画011（102秒・音声有）

25G鈍針カニューレ（50mm）を用いて，注入予定部位を剥離しておきます。

カニューレ刺入の際は，少し角度をつけて抵抗なく刺入できる層（骨膜上）にretrograde-fanning法で注入していきます。その際，nasolabial fat compartment

を避けるようにカニューレの先端を触知しながら入れていきます。

tear troughの場合，陥凹部位よりもやや上方に注入していき，注入の途中で立位の状態で開眼してもらいながら注入していきます。

tear trough内側（medial part）を治療する場合は，チンダル現象に留意しながら皮下浅層にごく少量を追加注入し，綿棒でマッサージしていきます。

cheek augmentation治療の際は，常に動作時のことを念頭に置いて，注入途中で立位で笑顔を作ってもらいながら注入していきます。

4 下顎への注入（jawline augmentation）

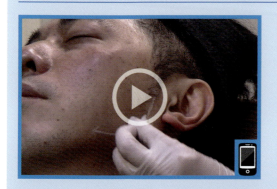

▶ 動画012（64秒・音声有）

静止時に下顎骨体部〜下顎角のラインに沿って，ボリュームロスのある部位に注入していきます。25G鈍針カニューレ（50〜70mm）を用いて，咬筋約1cm前方に顔面動脈が走行している部位を避け，下顎角もしくは下顎体部を刺入点として（皮膚をつまみながら）皮下にretrograde-fanningで注入していきます。

女性の場合は下顎角より後方がメイン注入エリアとなり，男性の場合は下顎角より前方で咬筋の上層に注入していきます。

理想的な下顎とは，女性は鼻翼を垂直に下ろした幅，男性は口角を垂直に下ろした幅を作ることがポイントです。下顎角直上にbolus法で注入すると，よりシャープな顎形成ができます。

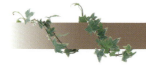

術後評価

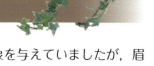

上眼瞼の下垂により気だるい（眠そうな）印象を与えていましたが，眉毛外側のorbicularis retaining lig.下に注入することにより，目がぱっちりと開眼している印象を与えます。

アジア人に特徴的な下顎部の短縮に対してボツリヌストキシとヒアルロン酸のコンビネーション治療を行うことにより，全体的にバランスの良い顔に仕上がりました。若々しいはつらつとした印象になっています。やや中性的な顔立ちであったので，下顎部にヒアルロン酸を注入することにより，男性的な顔立ちに変わったと思います。

14 私のポイント2：20歳代，男性

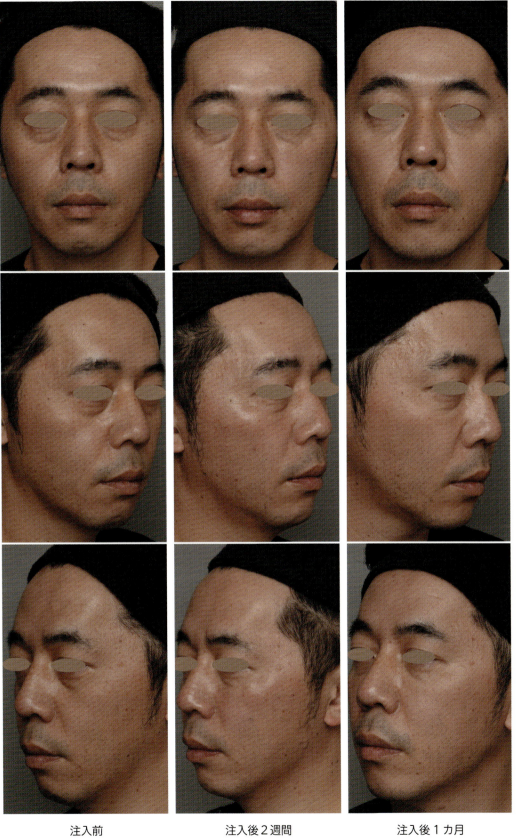

注入前　　　　　　　　注入後2週間　　　　　　　注入後1カ月

ADVICE

1）注入治療の適応

　シワ治療の場合，表情ジワ以外のシワに対してフィラー治療は改善効果が期待できます。著者は，最初に全般的な評価の後，さらに詳細な評価を行っていきます。

2）患者マネージメント

　治療を成功に導くポイントは，「ask（耳を傾ける）」「assessment（患者の評価を行う）」「attentively（患者の意見を尊重する，ゴールを決める）」の3つが重要です。また，患者さんに過度な期待をさせないよう教育し，治療の優先順位を決めていくことが大切でしょう。

この治療 HOW MUCH?

ヒアルロン酸
- ジュビダームビスタ®ボリューマXC　4.8ml ……………… 283,500円
- レスチレン®リフト™ リド　1.0ml ……………………………… 56,700円
- ジュビダームヴォルベラ　0.8ml ……………………………… 56,700円

ボツリヌストキシン
- ボトックスビスタ®38単位 ……………………………………… 81,000円

合計（税別）477,900円

※ヒアルロン酸製剤は1シリンジ1ml入りなので，残った製剤は冷蔵保存して2週間以内にタッチアップに使用します。ボツリヌストキシン製剤は，2週間以内にタッチアップを行う際に再診料1,080円が別途必要。

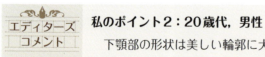
私のポイント2：20歳代，男性

　下顎部の形状は美しい輪郭に大変重要な要素ですが，アジア人では生来下顎部の小さい人が多く，若い年代の患者さんでも下顎部への注入が必要になるケースが多いです。男性と女性では理想とされる顎の形状が異なるので，違いをマスターしておく必要があります。【岩城佳津美】

I	20〜30歳代のアセスメントと治療法例
II	40〜50歳代のアセスメントと治療法例
III	60歳代〜のアセスメントと治療法例
IV	フィラー注入と各種治療の併用
V	フィラーによる鼻の形成術
VI	近年のトレンド注入法

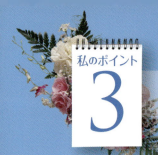

私のポイント 3

30歳代，女性

あらおクリニック
荒尾　直樹

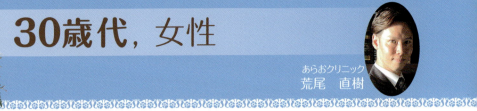

ここが POINT
- 若年者へのヒアルロン酸注入の目的は，アンチエイジングよりも「美容」である。
- マイナスポイントを補うように注入する。
- キーワードは「変化」。

術前評価

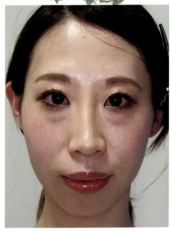 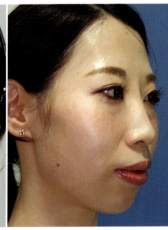 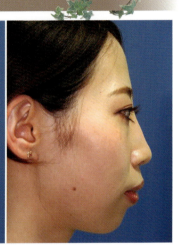

🌿 **患者の主訴**…こめかみが凹んでいる，額の丸みがほしい，目の下のくまが気になる，頬がこけている

🌿 **評価**…………
- 眉毛上部の陥凹が目立つ
- 頬がこけている
- 顎の低形成

治療計画

　若年者の治療においては，患者のコンプレックスと感じる容貌の改善が主題となります。若年者はまだ脂肪や骨のボリュームロスは少なく，たるみも大して進行していません。このため，「フィラーによって生来の形態

を理想の形態に近づける」という風に考えます。

　この患者さんの場合，顔面を上・中・下に三分割してアセスメントしてみましょう。

　上顔面では，眉毛上部（前頭骨）の陥凹が目立ちます。丸みのある前額部を形成することで，女性らしさが生まれます。また，側頭部の陥凹が存在すると貧相な顔つきに見えてしまいますので，ふっくらとした見た目を目指して注入します。

　中顔面では，まず主訴の1つである「頬のこけ」を改善します。「目の下のくま」は，眼窩脂肪の突出による陰影によるものなので，ヒアルロン酸注入により凹凸をなくすことによって改善します。鼻を横から見ると鼻背のラインが平坦でないため，ヒアルロン酸による矯正を提案しました。

　下顔面は，おとがいの低形成をヒアルロン酸で補うことで，美しい鼻尖〜口唇〜下顎のラインを形作ります。

🍃 注入部位と製剤の種類・量

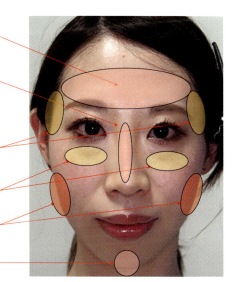

製剤A：2 ml（骨膜上・25Gカニューレ）
動画015
製剤B：0.2 ml（骨膜上・25Gカニューレ）
製剤C：1 ml（筋膜上・25Gカニューレ）
動画014
製剤D：1 ml（骨膜上〜脂肪中間層・25Gカニューレ）
製剤E：0.7 ml（皮下深層・25Gカニューレ）
動画015
製剤B：0.5 ml（骨膜上・27G鋭針）

合計：ヒアルロン酸 5.4 ml

🍃 使用製剤……ヒアルロン酸

　　製剤A：CLEVIEL PRIME® (Aestura社)
　　製剤B：CLEVIEL CONTOUR® (Aestura社)
　　製剤C：ジュビダームビスタ®ボリューマXC (アラガンジャパン社)
　　製剤D：TEOSYAL® RHA3 (Teoxane社)
　　製剤E：BELOTERO® INTENSE (Merz社)

19

▶ 私のテクニック ▶

1 デザインは仕上がりを左右する

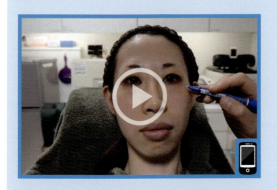

▶ 動画013（58秒）

　デザイン時の注意点は，自然な表情のもとで行うことです。鏡を近くで見つめる姿勢だと，表情を作ってしまいがちです。刺入する位置を熟慮し決定することで，最小限の刺入点から多くの部位に注入することができます。私は片側につき，頬から下眼瞼の注入用に1点，ほうれい線・上口唇・マリオネットの注入用に1点，こめかみ・前額部の注入用に1点を基本デザインとしています。刺入点を少なくすることは，出血のリスクを少なくすることにつながります。

　刺入点には局所麻酔を行います。局所麻酔には極力細い針を使用し（動画では33G），エピネフリン添加のものを使用することで出血のリスクをさらに低下させます。

　麻酔を注入後数分待ち，十分な鎮痛と血管収縮を確認してから施術に入ります。刺入点は小さいため，マーキングをしておかないと見失いがちです。マーキング位置の近傍に刺入しましょう。刺入が深すぎると出血し，浅すぎたり斜めだったりするとカニューレがうまく通りません。刺入孔を作成する鋭針の太さは，使用するカニューレと同ゲージか1ゲージ細めのものを選択しています。動画では，25Gのカニューレに対し，26Gの鋭針を用いています。

2 1点から多方向へのアプローチ

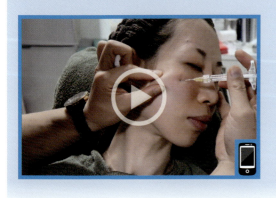

▶ 動画014（72秒）

　カニューレの利点は，少ない侵襲で広範囲の治療が可能な点です。頬中央の刺入点から外側の陥凹，頬骨弓上，眼窩下縁，ほうれい線まで治療が可能です。

　利き腕により，右と左では難易度に差が出るので，左右同じように注入できるまで慣れが必要です。

3 おとがい・鼻背への注入でバランスの良い横顔へ

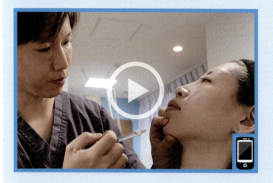

▶ **動画015**（63秒）

おとがい部の注入は，バランスをよく見て注入部位を決定します。しゃくれてしまったり，長すぎる顎になったりしないように気をつけましょう。

鼻背への注入では，鋭針もカニューレも使用することがありますが，動画ではカニューレを使用しています。指先に伝わる注入の感覚を大切にしています。

術後評価

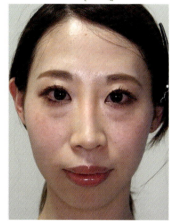
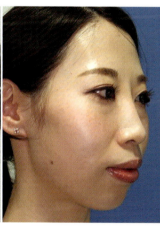
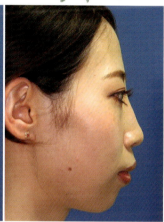

注入前

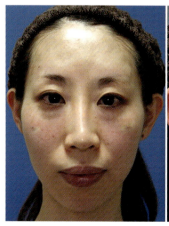
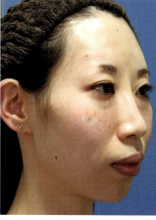
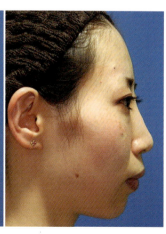

注入直後

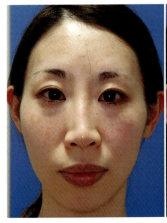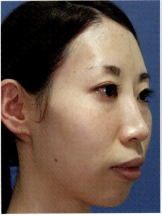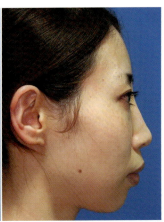

注入後2週間

　主訴である「目の下のくま」は注入により改善し，明るい目元となりました。また，平坦な額に丸みをもたせたことで，額から鼻へのカーブが美しく描き出されています。鼻背のわずかな陥凹も，修正するときれいな鼻筋となりました。

　顎が後退していたため，鼻〜口唇〜顎のラインを意識し，注入により前方へ出しました。側貌では改善がよくわかります。こめかみと頬外側の陥凹を修正することで，凹凸の少ない綺麗な逆卵型の形態になっています。

ADVICE

　若年者のフィラー治療における注意点を述べます。

　若年者では，加齢による萎縮や下垂はそれほど目立たないことが多く，むしろ生まれもった形態をフィラーにより改善・整形するということになります。私はカウンセリングの際，患者がどの部分を改善したいか（コンプレックスをもっているか）を聞き出すと同時に，プロの目から見た改善ポイントをお話するようにしています。

　この症例では主訴は「下眼瞼のくま」でしたが，額〜こめかみや頬外側のボリューム不足と下顎の後退を指摘し，治療を行うことで満足を得ることができました。

　また，患者が大きな（極端な）変化を望むか，わずかな変化で満足するかということを見極めなくてはなりません。「他人にバレたくない」というのもよく聞く訴えですので，数回に分けて治療を行い，少しずつ変化させていくというのも1つの方法です。

この治療 HOW MUCH?

ヒアルロン酸

- CLEVIEL PRIME® 2ml ･････････････････････････ 120,000円
- TEOSYAL® RHA3 1ml ･･･････････････････････････ 60,000円
- CLEVIEL CONTOUR® 0.7ml ･････････････････････ 84,000円
- ジュビダームビスタ®ボリューマXC 1ml ･･･････････ 100,000円
- BELOTERO® INTENSE 0.7ml ･･･････････････････ 60,000円

合計（税別）424,000円

エディターズ コメント

私のポイント3：30歳代，女性

　フィラー注入の施術において，鈍針カニューレは必ず使いこなせるようにしておきたいところです。丁寧な手技で施術を行えば，内出血や塞栓のリスクを大幅に軽減することができます。

　鈍針カニューレにはさまざまな太さ・長さ・硬さのものがありますが，術者によって好みが違ってくると思います。注入部位や製剤によって数種類の鈍針カニューレを使い分けています。慣れてくれば，針先から手に伝わる感覚でどの層にカニューレが入っているかがわかるようになります。

【岩城佳津美】

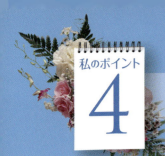

私のポイント 4

30歳代前半，女性

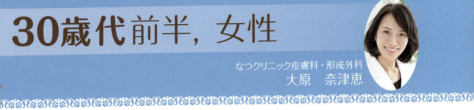

なつクリニック皮膚科・形成外科
大原　奈津恵

- 平均的かつ理想的な形態に近づける。
- 長期的視点で治療できるよう，継続可能な工夫をする（例：使用量を増やしすぎない）。
- エイジングのサインが乏しくても，理想的な形態に近づけることで，老化におけるウィークポイントの改善になる。すなわち，美的な追求が，結果的にアンチエイジングにつながる。

術前評価

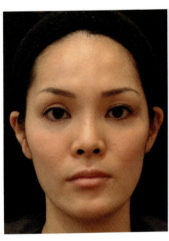 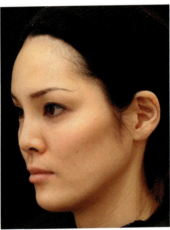 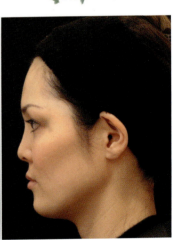

🌿 **患者の主訴**…疲れた顔に見える，顎のたるみ

🌿 **評価**…………● 右側の眉毛挙上による左右の重瞼幅の差
　　　　　　　　● 側頭部の凹み
　　　　　　　　● 中顔面のボリュームロス
　　　　　　　　● おとがい筋の過緊張

治療計画

　全体に非常に痩せ型で，たるみよりも，全体の骨張った印象と目元の左右差が目立ちます。

　中顔面のボリュームロスに起因した下眼瞼の外反が出やすいタイプです。皮膚が大変薄く，特に下眼瞼で顕著なので，今回の治療では，下眼瞼内側は注入せずorbicularis retaining lig.（下眼瞼支持靭帯）の補強を行い，左右差を改善するに留めます。

　主訴である「顎のたるみ」は顕著ではないため，右側口角を上げ，フェイスラインを整えることで全体のごつごつした印象を和らげ，下顔面にもリフト効果が感じられるように，上顔面と中顔面の注入を行いました。下顎骨はしっかりしているので，下顎へのヒアルロン酸注入は行わず，おとがい筋の過緊張をボツリヌストキシン注射で改善します。

🍇 注入部位と製剤の種類・量

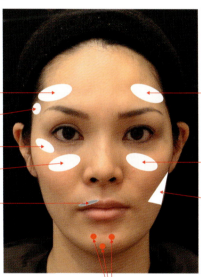

製剤A：0.2 ml（骨膜上・鈍針カニューレ 27G）
動画 016
製剤A：0.3 ml（骨膜上・鋭針 27G）
製剤A：0.2 ml（骨膜上・鈍針カニューレ 27G）
製剤A：0.3 ml（骨膜上・鈍針カニューレ 27G）
製剤B：0.1 ml（皮下浅層・鈍針カニューレ 27G）

製剤A：0.2 ml（骨膜上・鈍針カニューレ 27G）
製剤A：0.2 ml（SOOF内・鈍針カニューレ 27G）
動画 017
製剤A：0.2 ml（皮下浅層・鈍針カニューレ 27G）

ボツリヌストキシン　6単位（2単位×3カ所）

合計：ヒアルロン酸1.7ml，ボツリヌストキシン注射 6単位

🍇 使用製剤……ヒアルロン酸

製剤A：ジュビダームビスタ®ボリューマXC（アラガンジャパン社）
製剤B：ジュビダームビスタ®ウルトラXC（アラガンジャパン社）

ボツリヌストキシン

ボトックスビスタ®（アラガンジャパン社）

▶ 私のテクニック ◀

1 側頭部への注入

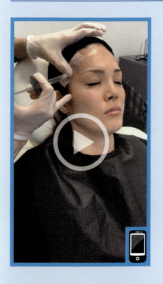

▶ **動画016（43秒）**

　側頭部のくぼみに対して，ジュビダームビスタ®ボリューマXC（以下，ボリューマ）を注入します。今回は年齢も若く，少ない使用量で結果を出すことに主眼を置きましたので，前額部は，カニューレを外側から刺入し，ボリューマを少量前頭筋下に注入して眉毛上のくぼみを改善し，その刺入部のやや下方に鋭針で側頭骨骨膜上に注入しています。

　側頭骨骨膜上に注入する場合は，ボリューマより凝集性の高い製剤でも使用することができますが，カニューレで皮下に注入する場合は，製剤の凝集性には留意して選ぶ必要があります。

2 頬部皮下への注入

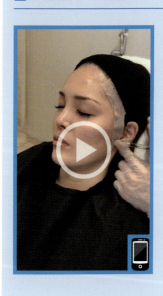

▶ **動画017（56秒）**

　頬部脂肪の痩せを改善します。この部位は，くぼんでいる部分の皮下にカニューレを挿入し，fanning法でヒアルロン酸を広げますが，頬骨弓との段差を解消するように注入するだけでなく，口角および鼻唇溝周囲の組織が上外方に引き上げられるように意識して注入します。痩せ型や皮膚の薄い人では，注入部位と周囲の段差が生じないように注意します。

　凝集性の高い製剤では筋状に見えることもあり，特に内側の可動部位では，施術後数日経過してから目立ってくることがあります。周囲となじむように注意しながら注入します。

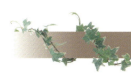

術後評価

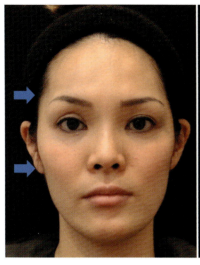
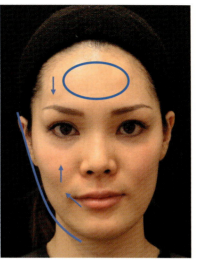

　　　　注入前　　　　　　　　注入後3週間

　こめかみのくぼみが緩和され，フェイスラインのごつごつした男性的なイメージが改善されています．また，右の眉毛上へのヒアルロン酸注入により，片側の眉毛挙上が改善され，重瞼幅の左右差も改善されました．また，上顔面は，側頭部から眉毛上への注入だけですが，側頭部から前額外側のくぼみが減ったことで，前額中央にも注入したかのようなハリが得られています．

　頬部はボリュームが回復し，やや丸みが出ました．上口唇は右のみの注入ですが，見かけ上，右の口角が挙上され，左右のバランスがとれた唇になっています．

　主訴である顎周りのたるみは，痩せ型で若年のためほとんどありませんが，術前の写真ではしゃくれた印象の顎が，ボツリヌストキシン注射によりおとがい筋の緊張を抑制したことで，形態が改善して見えます．

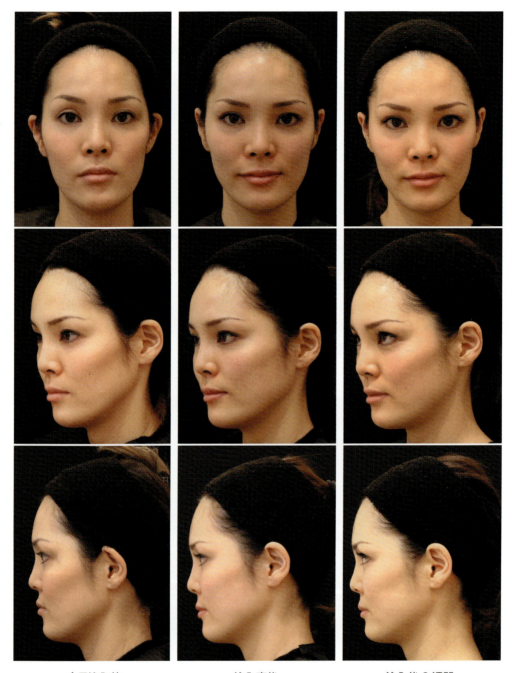

今回注入前　　　　　　　注入直後　　　　　　　注入後 3 週間

私のポイント 4：30 歳代前半，女性

ADVICE

　この症例では2015年から3年間にわたり治療を継続していますが，初回注入前の方が，現在よりも全体にボリュームロスが著しく，男性的に見えてしまっています。若年時から，平均的かつ理想的な形状からかけ離れた特徴を有している場合，それらは加齢により，明らかに早く進行するため，ハンディキャップとして治療対象となります。例えばこの症例では，立派な骨格に比して，上・中顔面のボリュームロスが目立つことです。

　このように継続的に治療を行い，弱点を補強していけば，美的な改善だけではなくエイジングを遅らせることにつながります。

　若年者の治療は，「可愛くなりたい」という強い欲求に基づいた極端な治療に走らないよう，患者教育をしながら，長期的な視点で継続可能な治療計画を立て，医師自身がビジョンをもった治療を行うのが望ましいと考えます。

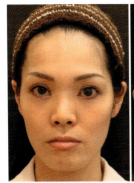 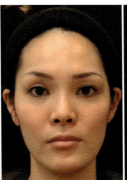 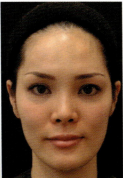 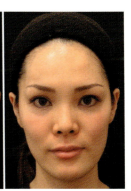

初回注入前（2015）　　　今回注入前　　　　　注入直後　　　　　注入後3週間

 この治療 HOW MUCH?

ヒアルロン酸
- ジュビダームビスタ®ボリューマXC　1.6ml　　　　　145,000円
- ジュビダームビスタ®ウルトラXC　0.1ml　　　　　　6,000円

ボツリヌストキシン
- ボトックスビスタ®　　　　　　　　　　　　　　　　8,000円

合計（税別）159,000円

※眉間などボトックス単独治療の価格は異なる。

私のポイント4：30歳代前半，女性

　若い患者さんの場合，1回の注入であまり大きな変化を出さないようにすることが重要です．1回の変化は少なくても，この症例のように経年変化を写真で比較してみると，自然かつ確実に美しく変化していることがわかるのが理想的な注入といえるでしょう．【岩城佳津美】

I 20〜30歳代の
アセスメントと治療法例

II 40〜50歳代の
アセスメントと治療法例

III 60歳代〜の
アセスメントと治療法例

IV フィラー注入と各種治療の併用

V フィラーによる鼻の形成術

VI 近年のトレンド注入法

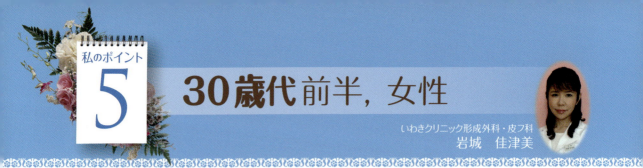

私のポイント 5 30歳代前半，女性

いわきクリニック形成外科・皮フ科
岩城　佳津美

POINT

- 加齢による輪郭変化が徐々に顕著になり始めるが，まだ支持靱帯や皮膚のたるみが少ないため，フィラーによってこれら組織を支持・補強することにより，老化（たるみ）を予防し，美しい輪郭を維持することを主たる目的として注入を行う。
- 表情筋の過収縮を認める部位には，将来的にシワが深く刻まれるのを予防するため，ボツリヌストキシンを2回/年程度注射しておくことを推奨している。
- あまり大きな変化を出さず，自然な変化に留める（増量感を出さないようにする）。
- アジア人においては下顎部の低形成が多く見られるため，フィラーで形状を整えると輪郭のバランスが良くなる。

術前評価

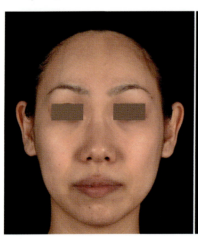
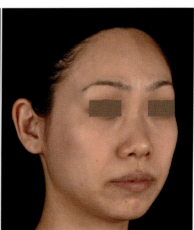

- 患者の主訴…目の下の影（tear trough），目じりの小ジワ，頬のたるみ

- 評価…………
  - tear troughによりクマが目立つ
  - 全体的に輪郭の重心が下方に下がっている
  - こめかみがやや凹んでいる
  - 顎が後退し，おとがい筋の過緊張が見られる

治療計画

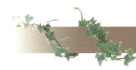

tear troughにヒアルロン酸を注入し，クマを目立たなくします。また，主要な支持靱帯を引き上げるポイントにフィラーを注入し，下方に下がっている重心を上方に移動させ，輪郭を逆卵型に整えます。

🌿 注入部位と製剤の種類・量

● ボツリヌストキシン注射部位

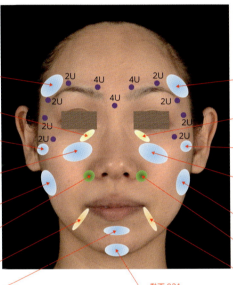

動画 018
製剤A：0.4 ml
（骨膜上・鋭針 27G）

製剤C：0.2 ml
（皮下浅層・鋭針 30G）

製剤A：0.15ml
（骨膜上・鋭針 27G）

製剤A：0.5 ml
（骨膜上〜SOOF内・
鈍針カニューレ 27G）

製剤A：0.3 ml
（SMAS上〜皮下浅層・
鈍針カニューレ 27G）

製剤B：0.3 ml
（骨膜上・鋭針 27G）

製剤C：0.1 ml
（皮下浅層・鋭針 30G）

製剤A：0.4 ml
（皮下浅層・鋭針 27G）

製剤A：0.45 ml
（骨膜上・鋭針 27G）

製剤C：0.25 ml
（皮下浅層・鋭針 30G）

動画 019
製剤A：0.15 ml
（骨膜上・鋭針 27G）

製剤A：0.55 ml
（骨膜上〜SOOF内・
鈍針カニューレ 27G）

動画 020
製剤A：0.3 ml
（SMAS上〜皮下浅層・
鈍針カニューレ 27G）

製剤B：0.3 ml
（骨膜上・鋭針 27G）

製剤C：0.1 ml
（皮下浅層・鋭針 30G）

動画 021
製剤A：0.45ml（骨膜上・鋭針 27G）

合計：ヒアルロン酸 4.9 ml，ボツリヌストキシン注射 28単位

🌿 使用製剤……ヒアルロン酸

製剤A：ジュビダームビスタ®ボリューマXC（アラガンジャパン社）

製剤B：ジュビダームビスタ®ウルトラプラスXC（アラガンジャパン社）

製剤C：ジュビダームビスタ®ウルトラXC（アラガンジャパン社）

ボツリヌストキシン

ボトックス®ビスタ（アラガンジャパン社）

▶ 私のテクニック ▶

1 こめかみへの注入（骨膜上）

皮膚の上から透けて見える血管，および浅側頭動脈を避け，できるだけ側頭窩の浅い部位にフィラーを注入します。側頭窩の深い部位になると，こめかみをふっくらさせるのに，より多くの注入量が必要になります。

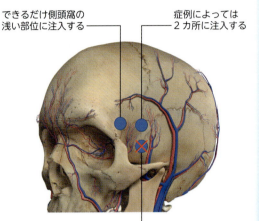

できるだけ側頭窩の浅い部位に注入する

症例によっては2カ所に注入する

側頭窩の深い部位だとより多くの注入量を必要とする

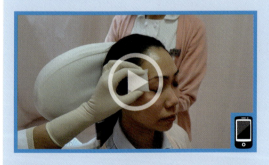

▶ 動画018（43秒）

27G・19mmの鋭針を用い，針先が骨膜上に軽く触れるまでゆっくりと針を挿入します。針先が骨膜に触れたら，その位置に針先を固定し，ゆっくりとフィラーをbolus法にて注入します。こめかみの凹みが大きい場合は，2カ所にbolus注入，または鈍針カニューレを用いてloose aleolar tissue（深側頭筋膜と側頭頭頂筋膜の間の疎な結合織）にretro fanning法にて追加注入します。

（拙著：フェイシャル・フィラー．部位別注入テクニック4参照）

2 顔側面のリフティングポイントへの注入-①

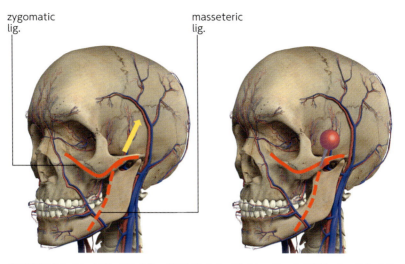

支持靭帯をたくし上げ，押しピンで留めるイメージでフィラーを少量 bolus 注入する。

　zygomatic lig. とmasseteric lig. が引き上がる位置（頬骨縫合線付近）の頬骨弓・骨膜上に，形状保持効果の高いフィラーを少量（0.05～0.1ml）bolus注入します。

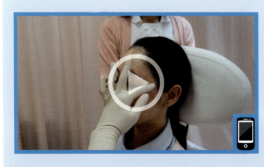

▶ **動画019（17秒）**

　この症例では，注入後の出っ張りを避けるため，少量（0.05ml）ずつ2カ所に注入しました。動画は2ポイントめの注入です。zygomatic lig. をしっかり引き上げ，靭帯の下にフィラーを潜り込ませるようにします。皮膚を引っ張り上げるため，最初のマーキングの位置とは注入部位がかなりずれます。左手の示指で皮膚ごと靭帯をたくし上げ，母指で頬骨弓下縁を触知しながら注入すれば，正しい位置に注入できます。

　注入後，左手の示指をゆっくり離します。この時に，たくし上げた皮膚がずり落ちずに固定されているのがわかります。これは，支持靭帯がフィラーによって固定されたことを意味します。手を離した時に，たくし上げた皮膚が元の位置にストンと戻ってしまうようであれば，フィラーが正しいリフティングポイントに入っていないということになります。

3 顔側面のリフティングポイントへの注入−②耳前窩（preauricular fossa）

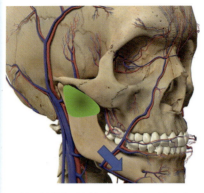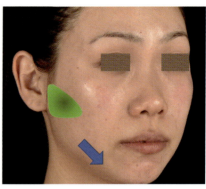

緑の部位（耳前窩）が凹むと、下方にたるみが生じる。また輪郭が不整になってしまう。

　頬骨弓下方の三角形の部分（耳前窩）が，加齢とともに凹んできます。この部位が凹むと，顔面下方にたるみが生じます。また，顔の外側ラインであるため，輪郭が不整になってしまいます。

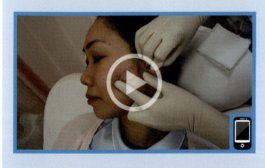

▶ **動画020（90秒）**
　耳前窩の容量をフィラーで回復することによって，輪郭が整いたるみも改善します。ここは最も重要なリフティングポイントです。フェイスライン外側に刺入点を取り，27G鈍針カニューレをsubdermal loose tissueに挿入し，注入予定部位を剥離します。剥離後，retrograde fanning法で注入します。
　注入後は，ヒビテンを含ませた綿花でならし揉みをして，平らに馴染ませます。コツは，頬骨弓（顔の最大幅）を越えて注入しない（凸の膨らみにしない，皮膚がフラットになる程度の補正に留める）ことです。
　　　（拙著：フェイシャル・フィラー．部位別注入テクニック6参照）

4 顎への注入

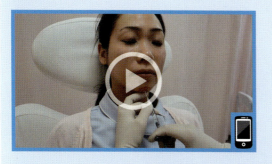

▶ **動画021（24秒）**

　下顎部の正中から鋭針（27G）をゆっくり骨膜上まで刺入し，フィラーが流れないように左手で顎先をつまみretrograde bolus法にて，シリンジを引き抜きながらマルチレイヤーに注入していきます。顎先に行くほど注入量を少なくし，顎先がシャープに整うようにします。左右非対称にならないように顎の形状を目視しながら，必要に応じて注入を追加します。

　注入後はマッサージをして形を整えます。

（拙著：フェイシャル・フィラー．部位別注入テクニック7参照）

術後評価

　顔全体の重心を上方に移動させることによって，しもぶくれであった輪郭が逆卵型の輪郭になっています。4.9ml増量しているにもかかわらず，増量感はなく，むしろ小顔に見えるようになりました。ボツリヌストキシンの効果により，眉が挙上し，目もパッチリして開眼しやすくなったとのことです。

　支持靱帯を支持・補強する部位にフィラーを注入することによって美しい輪郭を作ることができ，将来的な加齢変化（たるみ）を遅延させることができます。さらに，この症例のように顎が低形成の場合は，フィラーを注入して顎の形状を補正し，全体のバランスを整えることが美しい輪郭へのキーポイントとなります（おとがい筋へのボツリヌストキシン注射の併用がより効果的ですが，この症例においては希望されなかったため，フィラーのみで補正しています）。

　患者の主訴として，目じりの小ジワを気にしていましたが，そのような細かい部位は全体の印象に大きな影響を与えないことを説明し，未治療としました。

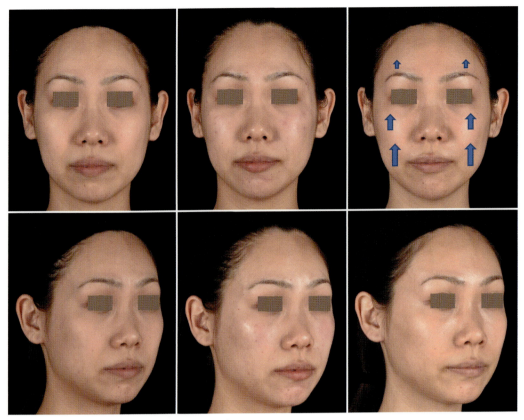

注入前　　　　　　　　注入直後　　　　　　　注入後2週間

 ADVICE

　若い人の場合，写真上で注入前後の変化が著明にはわかりにくいですが，あまり変化を出しすぎないことがコツです。まだたるみもシワも少ないため，「若返り」ではなく「老化予防」に主眼を置いた注入を目指します。

　過剰な注入は見た目の不自然さだけでなく，かえって加齢変化を加速してしまいます。

この治療 HOW MUCH?

ヒアルロン酸
- ジュビダームビスタ® ボリューマXC　3.65ml ……………… 250,000円
- ジュビダームビスタ® ウルトラプラスXC　0.6ml …………… 50,000円
- ジュビダームビスタ® ウルトラXC　0.65ml ……………… 50,000円

ボツリヌストキシン
- ボトックス® ビスタ　28単位 …………………………… 80,000円

　　　　　　　　　　　　　　　　　　合計（税別）430,000円

※ヒアルロン酸製剤は1シリンジ1ml入りなので，残った製剤は冷蔵保管し，3〜4週間後のタッチアップ時に使用している。製剤とは別に注入手技料金2,500円と麻酔クリーム代500円，鈍針カニューレ代1,000円が別途必要。

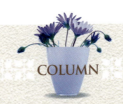

COLUMN

フィラー注入のゴールはどこにある?

　ずばり，フィラー注入のゴールは一見して「美しい輪郭」をつくることだと私は考えています。これはフィラー注入だけでなく，すべての若返り治療のゴールといってもよいでしょう。

　「見た目のよさ」に直接的に関与する視覚要素として，輪郭（形），色，テクスチャーの3つが挙げられ，そのうち輪郭（形）は特に重要な要素といわれています。人が対象物を見た時，脳は最初に輪郭をとらえ，瞬時（1/1000ms以内）にそれが美しいかどうかを鮮明かつ正確に判断するそうです。したがって，輪郭が整っているということが，見た目の美しさの最重要ポイントになるのではないでしょうか。女性の場合，世界共通に逆卵型（oval face shape）の輪郭が美しい輪郭として好まれる傾向にあります。また，輪郭におけるシンメトリー（左右対称性）も非常に重要な要素です〔本書132～135頁コラム「シンメトリー（左右対称性）の重要性」参照〕。逆に「老化」とは，一言でいえば「輪郭が崩れてゆく過程」ともいえるでしょう。

　フィラー注入を希望して来院する患者さんのほとんどは，ほうれい線など局所のシワ改善を希望して来院されますが，全体のバランス，つまり輪郭を整えるような施術を行っていかなければ，患者さんの満足度は低いものとなってしまうでしょう。患者さんが局所の治療を希望するのは，専門的な知識不足により，「目につくシワを治せばもっと美しくなる，若々しくなる」と思い込んでいるからであって，最終的な希望は「美しい顔」「若々しい顔」なのですから。

　局所のシワ治療に囚われず，常に全体のバランスと年齢相応の美しさを意識した注入を行うべきだと考えています。

　輪郭にこだわった施術症例を示します（症例1）。約2年半にわたり計6回の施術（合計7.9ml注入）を行った結果です。

　注入後は，輪郭の左右差（アシンメトリー）がシンメトリーに近づき，全体の輪郭も理想形とする逆卵型に整っています。また，不足しているボリュームを補い，下垂した部位をリフトアップさせることによって顔の影が

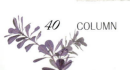

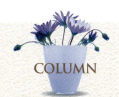

COLUMN

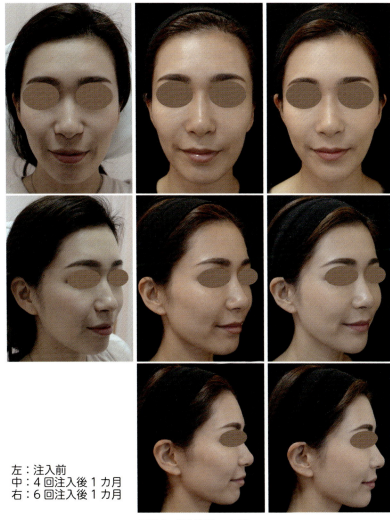

左：注入前
中：4回注入後1カ月
右：6回注入後1カ月

症例1：30歳代，女性

減少し，痩せこけた印象からふっくらと健康的な印象になりました。
　鼻筋を通すことは必ずしも必要ではありませんが，少しアクセントをつけることによって，より美しさが増します。また顎の形状を整えることによって，顔のバランスが非常に良くなり，ななめ側面や側面視において美しい輪郭が得られています。

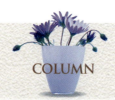

COLUMN

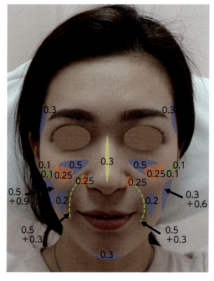

- ● カルシウムハイドロキシアパタイト：RADIESSE®(Merz 社)
- ● ヒアルロン酸：Teosyal® RHA3（Teoxane 社）
- ● ヒアルロン酸：ジュビダームビスタ® ウルトラ XC(アラガンジャパン社)
- ● ヒアルロン酸：CLEVIEL® CONTOUR(Aestura 社)

症例1：6回施術の注入部位と量・製剤の種類

　この仕上がりが，私が考えるフィラー注入のゴールです。これ以上の注入は，かえって不自然さが出てきますので，今後はこの状態を維持するためのメンテナンス注入へと移行します。

　症例2は，3〜4カ月ごとに4回施術（合計11.5ml注入）を行った結果です（注入プロトコール詳細は省略）。

　注入前には，加齢により四角く輪郭崩れを起こしていましたが，4回注入後には理想形とされる逆卵型に近づきました。1，2回目の注入では，主として顔の影を消してリフトアップさせるための注入を行い，3回目の注入以降は，肌の質感をより良くするために，コラーゲン形成誘導作用を有するPCL（ポリカプロラクトン）製剤エランセ（ELLANSE®：Sinclair社）を主として注入しています。4回の施術によって，ほぼゴールに到達できたと思える症例です。

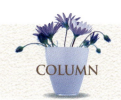

COLUMN

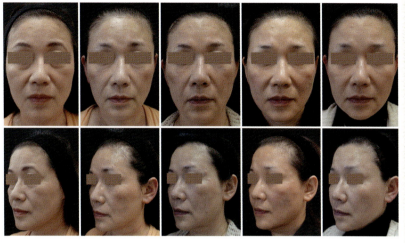

注入前　　　1回目注入直後　　2回目注入直後　　3回目注入直後　　4回目注入直後

症例2：50歳代，女性

　輪郭を整えたことによって顔が引き締まり，小顔に見えるようになりました。また，鼻への注入は行っていないにもかかわらず，加齢によって広がった小鼻が縮小し，鼻筋も通って見えるようになりました。年代を考慮し，頬部を膨らませすぎない，ほうれい線を浅くしすぎないように配慮しています。年齢相応の仕上がりが自然な美しさを得るコツです。【岩城佳津美】

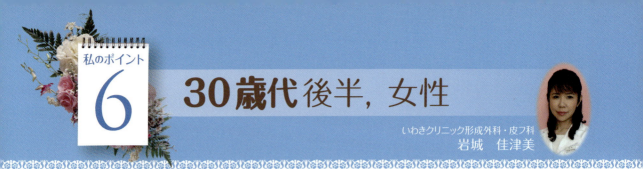

30歳代後半，女性

いわきクリニック形成外科・皮フ科
岩城　佳津美

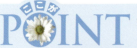

- 加齢変化が徐々に顕著になってくる年代である。特に生来骨格が脆弱な人の場合，加齢変化が急速に進行していく。
- 加齢変化の進行を遅延させるため，予防を兼ねた注入を行う。老けることへの恐怖を感じ出す年代でもあるため，過剰注入に気を付けなければならない。患者さんの要求がエスカレートし，過剰注入に陥りやすい。

こちらの症例は，拙著『フェイシャル・フィラー』ケーススタディ3にて紹介した症例です。

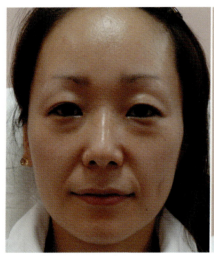 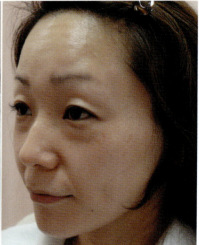

（※注入の詳細については拙著：フェイシャル・フィラー．ケーススタディ3参照）

　拙著『フェイシャル・フィラー』では，3回注入後1年4カ月までの長期経過を掲載しましたが，ここではさらにその後の長期経過と，効果維持のための追加注入について説明します。
　まず，3回注入後の長期経過です。
　3回注入後1年4カ月では，注入直後より20〜40%程度のボリューム減少が生じている印象ですが，さらに追加注入した後は，2年経過しても10〜20%程度のボリューム減少に留まっているように見えます。
　特にななめ側面写真においては，注入前に比べ，3回注入後から継続的に良い状態のまま維持できているのがわかります（なぜこのように効果が長期維持できるようになるのかについては，『フェイシャル・フィラー』60〜62頁をご参照ください）。

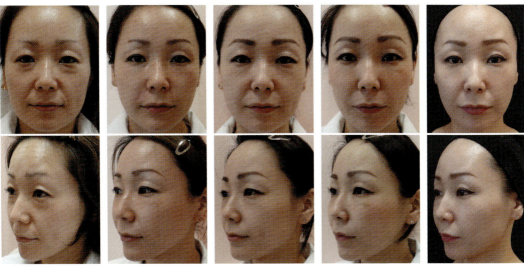

注入前　　3回注入直後(注入量9.7 ml)　3回注入後1年4カ月　追加注入直後(注入量3.0 ml)　追加注入後2年

術前評価

今回は，ここからさらに長期効果維持を目標として，追加メンテナンス注入を行いました．

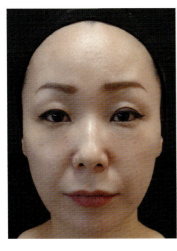 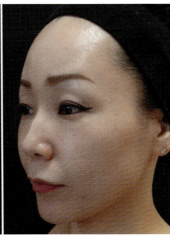 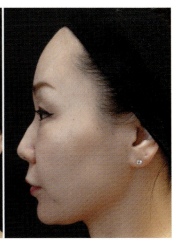

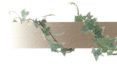 **患者の主訴**…おおむね満足しているが，最近ややたるみが気になりだした

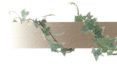 **評価**…………これまでの注入施術によってかなり良い状態が維持できてはいるが，
- 重心が少し下方に下がり，若干のたるみが生じている
- ほうれい線が深くなっている
- 顎先がやや平坦化している

治療計画

全体に増量感を出さず，顔全体をリフトアップさせ，輪郭を若々しく整えることを目標とします．効果維持のための注入です．

🍃 注入部位と製剤の種類・量

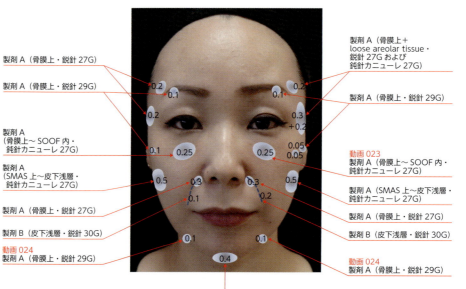

合計：ヒアルロン酸 4.5 ml

🍃 使用製剤……ヒアルロン酸

製剤A：レスチレン®リフト™ リド（ガルデルマ社）
製剤B：レスチレン® リド（ガルデルマ社）

46　私のポイント6：30歳代後半，女性

▶ 私のテクニック ▶

1 こめかみ (loose areolar tissue)への注入

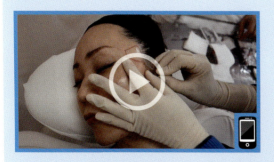

▶ 動画022（51秒）

こめかみは，まず骨膜上に注入するのが基本です（本書34頁の動画018参照）。しかし，こめかみの凹みが大きい場合や頬骨弓が出っ張っている人の場合，骨膜上への注入だけでは十分に補正し難いため，浅層のloose areolar tissueに追加注入を行います。これによって，額外側から頬骨弓へのつながりがより滑らかで自然な仕上がりになります。

27G鈍針カニューレの針先を用いて，注入予定部位をあらかじめ剥離しておきます。カニューレが抵抗なく進む層です。それから，retrograde fanning法で均一に注入します。

注入後は，ならし揉みをして平らに馴染ませます。

（※拙著：フェイシャル・フィラー．部位別注入テクニック4参照）

2 中顔面 (midcheek groove)への注入

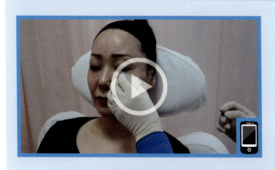

▶ 動画023（57秒）

midcheek groove延長線上にカニューレの刺入点をとり，カニューレを骨膜上〜SOOF深層あたりにゆっくり挿入します。ほとんど針先に抵抗なく針が進むレイヤーです。針先に異常な抵抗がないか確認した後，頬の盛り上がり具合と形を目視しながら，カニューレの方向および注入層を微調整しつつ，retrograde法でゆっくり注入します。

（※拙著：フェイシャル・フィラー．部位別注入テクニック2参照）

3 下顎部（mandibular lig. 支持ポイント）への注入

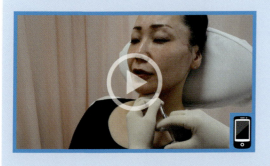

▶ 動画024（18秒）

　ガルデルマ社のTrue liftメソッドにおける注入ポイントTL4です。mandibular lig.を前に押し出し，上から下垂してくる軟部組織を下から支えます。マリオネットラインの延長線状の下顎ラインの骨膜上にbolus注入で0.1ml注入します。

　注入後は軽く押さえて馴染ませます。強く押さえると，靭帯の支持効果が弱まります。

（本書226～233頁「ガルデルマ社のTrue Liftメソッド」参照）

術後評価

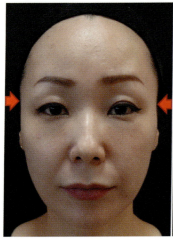
注入前

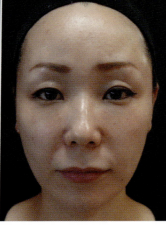
注入直後

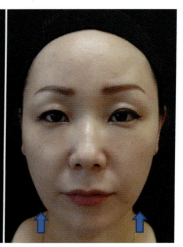
注入後2週間

私のポイント6：30歳代後半，女性

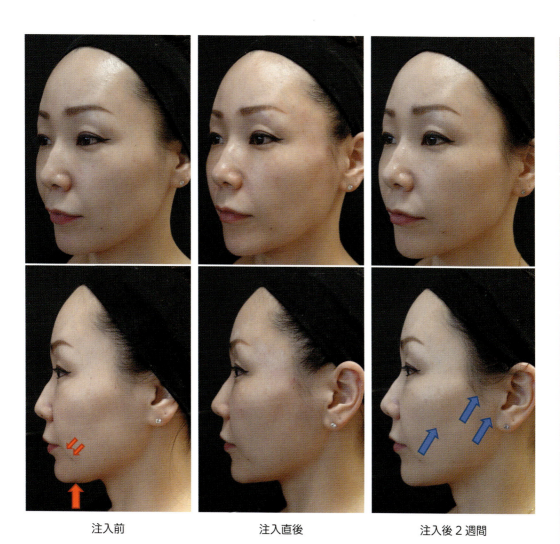

注入前　　　　　　　　　注入直後　　　　　　　　注入後2週間

　全体的にリフトアップし，頬が引き上がっています。また，凹んでいたこめかみも平らに，顎先もシャープになり，美しい逆卵型の輪郭が得られています。注入後の方が小顔に見えるようになりました。中顔面頬部はあまり膨らませすぎないように，ほうれい線も平らにしすぎないように気をつけています。

　側面から見ると，青の矢印方向へのリフトアップ効果により，注入前に見られた顎下の段差が解消し，美しいシャープなフェイスラインが得られています。

ADVICE
　いったん注入のゴールに達した症例は，できるだけその効果を維持できるように「メンテナンス注入」へと移行します。メンテナンス注入においては，いつのまにか過剰注入になってしまわないように気をつける必要があります。

この治療 HOW MUCH?
ヒアルロン酸
- レスチレン®リフト™リド　4.2ml ·············· 210,000円
- レスチレン®リド　0.3ml ·························· 50,000円

合計（税別）250,000円

※ヒアルロン酸製剤は1シリンジ1ml入りなので，残った製剤は冷蔵保管し，3〜4週間後のタッチアップ時に使用している。製剤とは別に注入手技料金2,500円と麻酔クリーム代500円，鈍針カニューレ代1,000円が別途必要。

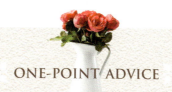

ONE-POINT ADVICE

カニューレ刺入点の穴あけ（穿刺）のコツ

　安全のため，鈍針カニューレを使用するケースが増えましたが，皮膚への穴あけ（穿刺）の時点で，穿刺針を目的の注入層まで刺し，あらかじめ通り道を作っておくと，鈍針カニューレを注入層にまで容易に進めることができます。

　この際，穿刺針をカニューレの刺入角度と同じ角度で皮膚に刺すことが重要です。この操作により，鈍針カニューレを目的の注入層までスムーズに進めることができ，患者さんの痛みも軽減します。穿刺針は，使用する鈍針カニューレより1サイズ太い針を使用します。【岩城佳津美】

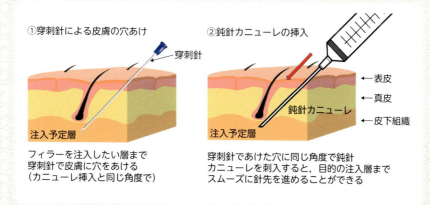

①穿刺針による皮膚の穴あけ
フィラーを注入したい層まで穿刺針で皮膚に穴をあける（カニューレ挿入と同じ角度で）

②鈍針カニューレの挿入
穿刺針であけた穴に同じ角度で鈍針カニューレを刺入すると，目的の注入層までスムーズに針先を進めることができる

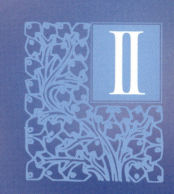

Ⅱ

40～50歳代の
アセスメントと治療法例

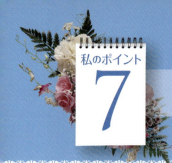

私のポイント 7　40歳代，女性

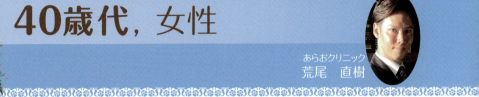

あらおクリニック
荒尾　直樹

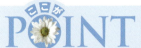

- 時計を巻き戻す中年者へのヒアルロン酸注入。
- 失われたボリュームを補うように注入する。
- キーワードは「あのときの私」。

術前評価

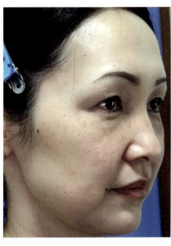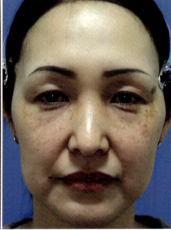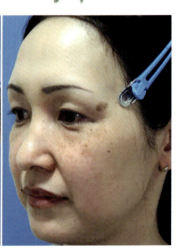

🍃 **患者の主訴**…フェイスラインのたるみ，全体的に老けてきた，目の下のたるみ，頬がこけている

🍃 **評価**…………●輪郭の凹凸が目立つ
　　　　　　　　●前額部の陥凹
　　　　　　　　●口周囲のシワ・たるみ（ほうれい線，マリオネットライン）

治療計画

　中年者の治療においては，加齢により減少した組織のボリュームの補充や，下垂したパーツのリフトアップを念頭に置いて行います。
　中年者では，組織の萎縮が進行することによる変化がいろいろな部位で生じます。上顔面では前額部の陥凹や横ジワ，および側頭部の陥凹が出現

します。中顔面ではmidcheek grooveが目立つようになり，頬外側の陥凹が進行します。また，ほうれい線が気になりだす年代でもあります。下顔面ではJowlやマリオネットラインが現れ，たるみを自覚するようになります。

　本症例では，まだ脂肪や骨のボリュームロスは少なく，たるみも大して進行していません。このため，生来の形態をフィラーによって理想の形態に近づけるという風に考えます。

　前額部中央部分に水平方向の陥凹が確認できます。中年以降は前頭骨の萎縮が生じて陥凹が強調される傾向にあるため，フィラーで形態を整えます。

　中顔面では，側頭部のボリュームの低下，頬外側（頬骨弓下の陥凹）・ほうれい線の顕在化，midcheek groove（ゴルゴ線）が生じ，形態のスムーズさがなくなっています。これらの凹凸を改善することが若々しい見た目の再獲得に重要と考えます。

　下顔面では，マリオネットラインへのフィラー注入で口角下の陰影をなくします。この部位への注入は，たるみ感の改善に高い効果があるため，著者は積極的に注入を進めることが多いです。

注入部位と製剤の種類・量

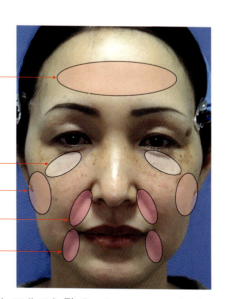

動画025
製剤A：1 ml
（骨膜上・25Gカニューラ）

動画026
製剤D：3 ml
（皮下深層・25Gカニューラ）

製剤C：3.75 ml
（皮下深層・25Gカニューラ）

製剤B：0.5 ml
（皮下浅層・25Gカニューラ）

動画027
製剤B：0.5 ml
（皮下浅層・25Gカニューラ）

合計：ヒアルロン酸 2 ml，フィラー 6.75 ml

使用製剤……ヒアルロン酸

　　製剤A：CLEVIEL PRIME®（Aestura社）
　　製剤B：TEOSYAL® RHA3（Teoxane社）

フィラー

　　製剤C：Crystalys lidocaine（Luminera社）
　　製剤D：RADIESSE®（Merz社）

▶ 私のテクニック ◀

1 カニューレを用いた前額部への注入手技

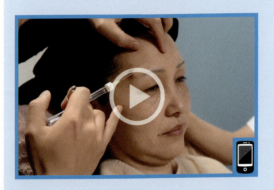

▶ **動画025（59秒）**

　カニューレを用いた前額部への注入では，側頭部よりすべてのエリアに注入可能です．注入するレイヤーは骨膜上です．神経や血管の損傷に注意しながら，指先でヒアルロン酸の膨らみを感じながら少量ずつ注入します．段を作らないように，面状に注入することを心がけています．最後に，よくなじませることが重要です．

2 midcheek groove, tear troughへの注入

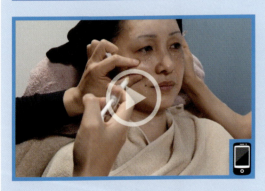

▶ **動画026（67秒）**

　midcheek grooveへの注入時は，抵抗のないレイヤー内にカニューレを進めます．そうすると，注入時に数度往復しても痛みを感じさせず，また神経損傷のリスクも抑えられます．

　orbicularis letaining lig.下や下眼窩縁は骨膜上へ注入するので，若干の痛みを伴います．麻酔剤入りのフィラーを少量ずつ注入しながら針を進めると，痛みは緩和されます．眼窩下縁の骨をフィラーで補うようなイメージで注入し，若々しい骨形態を再現できるように心がけます．

3 マリオネットラインへの注入

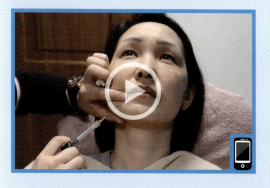

▶ **動画027（69秒）**

口周囲への注入では，口角に刺入点を置く場合とマリオネットライン下に刺入点を置く場合とがあります．動画ではマリオネットライン下に刺入点を置き，ほうれい線までの注入を可能としました．

目で量を確認しながら注入します．深めのレイヤーには硬めの，浅めのレイヤーには柔らかめのフィラーを注入するなど，工夫しがいのある場所です．マリオネットラインやほうれい線の外側へは注入しないように注意しましょう．

術後評価

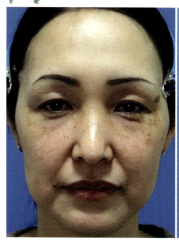
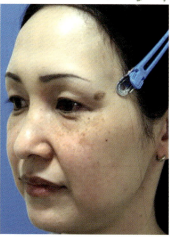

術前

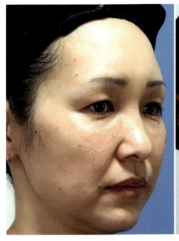 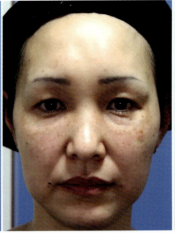 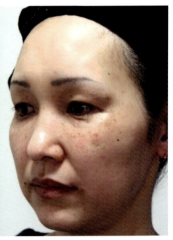

注入直後

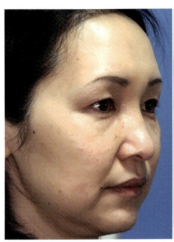 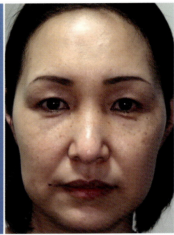 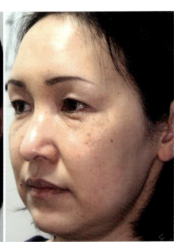

注入後2カ月

　下眼瞼に出現したmidcheek grooveは注入により目立たなくなり，若々しい目元となりました。通称ゴルゴ線ともいわれるこの陥凹は，見た目に疲れているような印象を与えてしまいますので，注入前に指でgroove下方の皮膚を持ち上げるシミュレーションを鏡を見せながら行い，改善による効果を実感してもらいつつお勧めするとよいでしょう。額の丸みが出たことで，女性らしさが強調されました。

　また，ほうれい線・マリオネットラインが浅くなったことで，たるみ感が大幅に軽減されています。

　頬外側の陥凹は注入により改善していますが，もともとの陥凹の度合いが高度であったため，さらなる改善の余地があります。スレッドリフトでたるみと陥凹を同時に改善させることも検討してよいでしょう。

ADVICE

　中年者は，自らの顔面の変化を自覚し，改善したいとの希望をもって相談に訪れます。なかには，注入治療に抵抗感をもち，機器のみの治療を希望する方もいますが，患者さんの感じる抵抗感の多くは，漠然とした不安やテレビ・インターネットの影響による根拠のないものです。カウンセリングにて傾聴し，メリットとデメリットを詳しく説明することで不安の多くは取り除かれます。注入治療の開始時期をなるべく遅らせたいとの希望をもつ患者さんもいます。老化が進行した後での治療開始は，早めに治療を始めた場合と比べて結果は劣ることを説明し，あとは患者さんの選択に任せています。早期に治療を開始できた場合，年に1回程度の注入で維持が可能となる場合も多く，治療開始時期を遅らせることのメリットはあまりないと考えています。

　中年者以降の患者層に多いのは，同窓会や親族の結婚式で写真を撮影される機会に合わせて若返りたいという希望です。注入に伴い発生する皮下出血のリスクを考えると，イベントの10日前には注入を完了しておくことが望ましいと考えます。

　また，患者さんの望む変化をすべて実現するために相当量の本数とコストが想定される場合には，患者さんにとって改善の優先順位が高い場所や，変化を出しやすい場所から順次注入していく方が高い満足度を得られます。私はマリオネットラインの治療をお勧めすることが多いです。

この治療 HOW MUCH?

ヒアルロン酸
- CLEVIEL PRIME®　1ml ……………………………………… 60,000円
- TEOSYAL® RHA3　1ml ……………………………………… 60,000円

フィラー
- RADIESSE®　3ml ……………………………………………… 150,000円
- Crystalys lidocaine　3.75ml ………………………………… 150,000円

合計（税別）420,000円

私のポイント7：40歳代，女性

　典型的なひょうたん型の輪郭不正が現れている症例です。このような症例の場合，少ない量の注入では高い満足感が得られにくく，初回からある程度の量を注入した方がよいでしょう。初回施術で効果の実感度が低いと，その後のリピート注入につながりにくいです。【岩城佳津美】

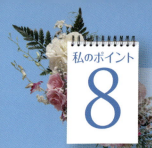

私のポイント 8

40歳代，女性

飯尾形成外科クリニック
飯尾 礼美

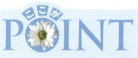

- 一般的に組織ボリュームの偏りや，質（緊張性，柔軟性，密度，伸縮性など）の劣化が出現し，加齢現象が目についてくる年代である．
- まず，顔全体の印象を，輪郭，プロポーション，左右対称性などの静的観点（形や量そのもの）と，筋肉の強さや緊張度による表情の動的観点からチェックし，それらの補充・補強・補正・調整を行う．
- 次に構成要素であるパーツ（目，鼻，口，額，こめかみ，頰）の形態的加齢変化に着目して改善する．
- 形態的改善により軟部組織への重力の影響を軽減し，老化現象の進行を遅らせることが期待できる．

術前評価

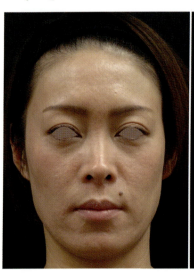
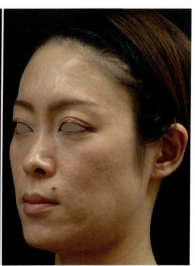

🍃 **患者の主訴**…顔全体のたるみ，額のボリュームダウン，頰とこめかみのくぼみ

🍃 **評価**…………
- 頰全体のたるみによる凹凸不正が見られる
- こめかみや額外側および頰のくぼみが目立つ
- おとがい唇溝が深く長いため，不機嫌そうな口元に見える
- tear trough や下眼瞼のクマが目立つ

60

治療計画

軟部組織の全体的なボリュームロスと支持力低下の補充・補強を行います。疲れた印象や不機嫌な印象を改善するため、リフトアップ効果が期待できるポイントに注入を行います。

1回目は、経済的負担に配慮して、より少ない注入量で効果を出すために、鋭針のみを用いてボリュームの補充と支持靭帯の補強を行いました。

2回目は、初回注入後に個人的事情で短期間に激ヤセして軟部組織のボリュームロスが著しかったため、カニューレを用いて広範囲に注入しました。

🍃 注入部位と製剤の種類・量（1回目）

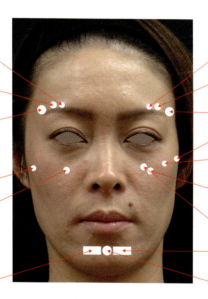

製剤A：0.15 ml（骨膜上・鋭針27G）
製剤A：0.05 ml（骨膜上・鋭針27G）
製剤A：0.5 ml（骨膜上・鋭針27G）
動画 028
製剤A：0.1 ml（骨膜上・鋭針27G）
製剤A 0.2 ml（骨膜上・鋭針27G）
動画 032
製剤A：0.25 ml（皮下やや深く・鋭針27G）

製剤A：0.2 ml（骨膜上・鋭針27G）
製剤A：0.1 ml（骨膜上・鋭針27G）
動画 031
製剤A：0.5 ml（骨膜上・鋭針27G）
製剤A：0.1 ml（骨膜上・鋭針27G）
製剤A：0.1 ml（骨膜上・鋭針27G）
動画 030
製剤A：0.2 ml（骨膜上・鋭針27G）
製剤A：0.2 ml（骨膜上・鋭針27G）
製剤A：0.2 ml（皮下やや深く・鋭針27G）
製剤A：0.15 ml（皮下やや深く・鋭針27G）

合計：ヒアルロン酸 3.0 ml

🍃 使用製剤……ヒアルロン酸

製剤A：ジュビダームビスタ® ボリューマXC（アラガンジャパン社）

製剤に同梱の鋭針（27G）のみを使用し、おとがい唇溝以外はすべて骨膜上bolus法にて注入しました。

注入部位と製剤の種類・量（2回目）

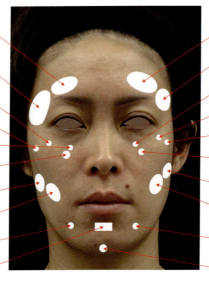

左側（左から出ているラベル、上から順）:
- 製剤B：0.25 ml（帽状腱膜下・鈍針25G）
- 製剤B：0.75 ml（浅側頭筋膜下・鈍針25G）
- 製剤A：0.1 ml（骨膜上・鋭針27G）
- 製剤A：0.1 ml（骨膜上・鋭針27G）
- 製剤A：0.1 ml（骨膜上・鋭針27G）
- 製剤A：0.2 ml（骨膜上・鋭針27G）
- 製剤A：0.2 ml（皮下浅め・鈍針25G）
- 製剤A：0.5 ml（皮下浅め・鈍針25G）
- 製剤A：0.05 ml（皮下浅め・鋭針27G）
- 製剤A：0.2 ml（皮下やや深く・鋭針27G）

右側:
- 製剤B：0.5 ml（帽状腱膜下・鈍針25G）
- 製剤B：0.5 ml（浅側頭筋膜下・鈍針25G）
- 製剤A：0.15 ml（骨膜上・鋭針27G）
- 製剤A：0.05 ml（骨膜上・鋭針27G）
- 製剤A：0.1 ml（骨膜上・鋭針27G）
- 製剤A：0.2 ml（骨膜上・鋭針27G）
- 製剤A：0.2 ml（皮下浅め・鈍針25G）
- 製剤A：0.5 ml（皮下浅め・鈍針25G）
- 製剤A：0.05 ml（皮下浅め・鋭針27G）
- 製剤A：0.3 ml（骨膜上・鋭針27G）

合計：ヒアルロン酸製剤　5.0 ml

使用製剤……ヒアルロン酸製剤

製材A：ジュビダームビスタ® ボリューマXC
製剤B：ジュビダームビスタ® ボリフトXC（アラガンジャパン社）

▶ 私のテクニック ▶

1 頬骨弓部（zygomatic arch）への注入

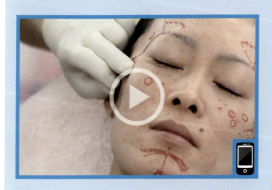

▶ 動画028（27秒）

　顔面形態や支持組織に対する治療は，まず頬骨上への注入から始めます。この治療においてリフトアップ効果の決め手となる重要なショットです。頬骨側頭骨縫合部を触知し，その下部1/3を注入ポイントとします。
　左中指で頬骨弓上の軟部組織をリフティングし，中指と示指で挟んで固定し，針を骨面に垂直に刺入します。正しい位置であれば，針の中央から2/3の深さで針先が骨に当たります。そ

のまま左手で固定して血液の逆流テストを行った後，ゆっくりと注入します。

▶ 動画029（17秒）
別のフェイスリフト手術のものですが，ピンセットでつまんで動かしている頬部皮下組織と頬骨弓の下縁の境界部が，この注入ポイントの位置です。

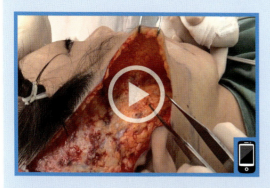

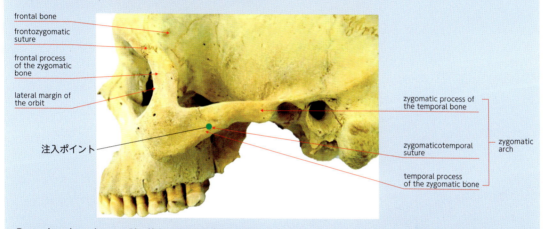

Bony landmarks on Skull in norma lateralis
〔Oettlé AC, et al: Ancestral variations in the shape and size of the zygoma. Anat Rec (Hoboken) 300: 196–208, 2017 より改変転載〕

2 中顔面・頬骨体部への注入

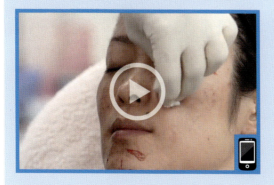

▶ 動画030（37秒）
本書4頁「1 頬中央（mid cheak）への注入」参照。

3 側頭部（temporal area）への注入

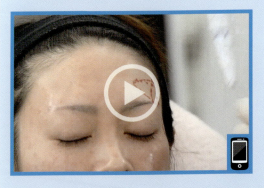

▶ 動画031（75秒）

側頭部の陥凹は，痩せこけてやつれた印象の原因となるほか，目元のたるみの原因となります。

側頭稜（temporal crest）と眼窩縁外側（lateral oribital rim）に印を付け，それぞれの約1cm下側外側の点を刺入点の目安とします。側頭窩の曲面をイメージして，骨面に垂直に針の刺入方向を決めます。正しい位置・方向であれば，27G針の2/3で骨に当たり，左手で固定して，血液の逆流テストを行い，ゆっくり注入します。

4 おとがい唇溝（mentolabial sulcus）への注入

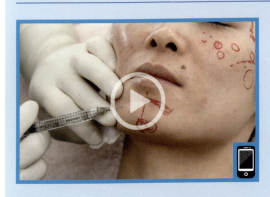

▶ 動画032（122秒）

口周囲の形態および表情のバランスを調整するために注入します。

皮下のやや深めに，まずシリンジを起こし気味に針を刺入し，皮下やや深めの層に達したらシリンジを寝かせ，一定の深さを保ち奥まで刺入後，シリンジを手前に引きながら少しずつ注入します（retrograde linear threading法）。fanning法にも見えますが，長方形の範囲に均一に注入するために，イメージとしてはlinear thread法を意識します。

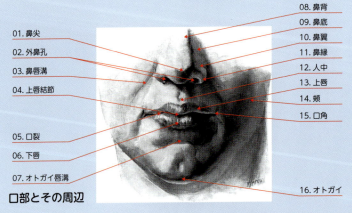

01. 鼻尖
02. 外鼻孔
03. 鼻唇溝
04. 上唇結節
05. 口裂
06. 下唇
07. オトガイ唇溝
08. 鼻背
09. 鼻底
10. 鼻翼
11. 鼻縁
12. 人中
13. 上唇
14. 頰
15. 口角
16. オトガイ

口部とその周辺

〔Spalteholz W:636. Available from URL: http://www.anatomy.med.keio.ac.jp/funatoka/anatomy/spalteholz/J636.htmlより引用（Accessed 26/9/2018）〕

64　私のポイント8：40歳代，女性

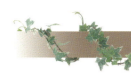
術後評価

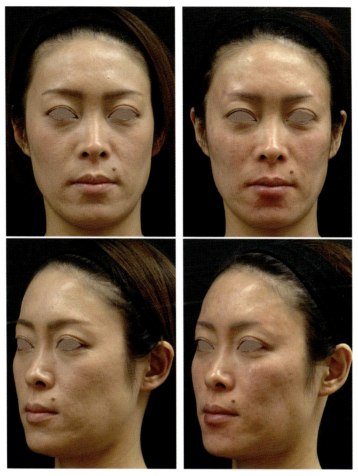

　　1回目注入前　　　　　　1回目注入直後

　上顔面では，まず前額部から側頭部にかけてのボリュームロスおよび左右差が改善されて形態的に美しくなり，かつ眉毛や目尻がリフトアップしています。

　中顔面では，頬中央部のボリュームロスの改善とともにリフトアップし，midcheek grooveおよび軽度な目袋（eye bag）の解消が見られます。また，側面でもいわゆる頬のコケが改善されています。

　下顔面では，口元の印象の改善が見られます。おとがい唇溝への注入により下口唇の形態が改善され，口角がより挙上されやすくなっています。おとがい部の自然な形態改善によってjawline（フェイスライン）がより綺麗になっています。

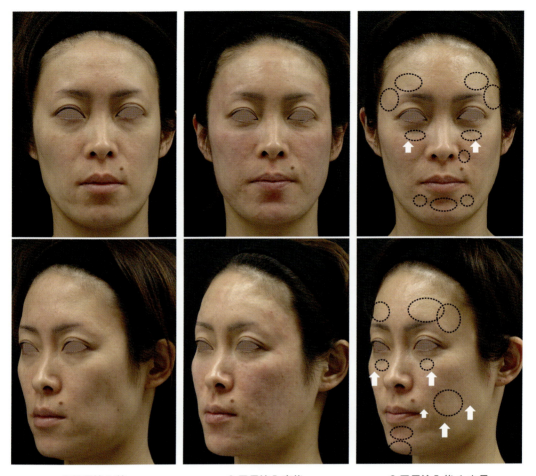

| 2回目注入前 | 2回目注入直後 | 2回目注入後1カ月 |

ADVICE

私はピンポイント＆bolus注入を多用します。注入位置や深度の細かい同定や調整がしやすいからです。一方で，注入を一定の層に面状で行う場合やボリュームアップ目的で行う場合にはカニューレを使用します。すべてカニューレを使用すれば血管内誤注入を回避できると勘違いされやすいのですが，乱暴な操作をすれば，カニューレでも合併症は起きます。

私のポイント8：40歳代，女性

この治療 HOW MUCH?
ヒアルロン酸
1回目●ジュビダームビスタ® ボリューマXC　3.0ml　………　360,000円
2回目●ジュビダームビスタ® ボリューマXC　3.0ml　………　360,000円
　　　　Juvéderm®VOLIFT WITH LIDOCAIN　2.0ml……　240,000円
　　　　　　　　　　　　　　　　　　　　　合計（税別）　960,000円

私のポイント8：40歳代，女性

　鋭針，鈍針カニューレともに使いこなせるようになっておけば，施術のバリエーションが大幅に広がり，注入時の安全性も高くなります。症例や注入部位に応じて適宜対応できるようにしておくことが必要です。

　本文中に述べられていますが，鈍針カニューレで注入する場合は，鋭針での注入に比べてフィラーの使用量が多くなる傾向にあります。【岩城佳津美】

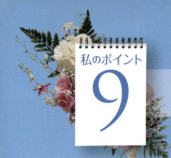
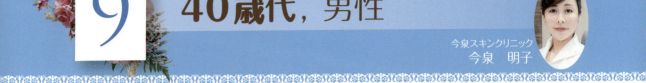

9 40歳代，男性

今泉スキンクリニック
今泉　明子

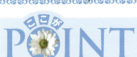

- 老化の初期サインが部分的に出現してくる時期で，特に上顔面〜中顔面に下垂や萎縮が進行してくる。ここでは，ボリュームロスの多い部位に上顔面からフィラーを用いてアプローチする。
- 安静時にシワが刻まれないようにするため，表情筋の過収縮を抑えるボツリヌストキシン製剤を併用する。
- 下顔面における顔の輪郭の崩れに対してヒアルロン酸を用いて予防する。

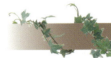
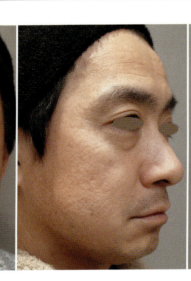
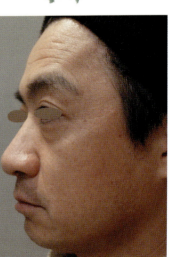

🍃 **患者の主訴**…年齢相応より若く見えたい，「疲れて見える」と言われる。

🍃 **評価**…………
- 右側上眼瞼の下垂と左右差
- 右側前額部〜側頭部の陥凹（ボリュームロス）
- 明らかな下眼瞼の陥凹（tear trough）

・上顔面：前額部〜側頭部の陥凹および静止時の前額や眉間の深いシワ
・中顔面：眉毛の高さの左右差および両側上眼瞼（特に右側）の下垂
　　　　　頰のボリュームロスとzygomatic lig. の下垂によるほうれい線
・下顔面：下顔面の下垂（下膨れ状態）と下顎の凹凸（不整形）

治療計画

　上顔面では，眉間・額・目尻のシワに対してボツリヌストキシン製剤を用いた治療を行います．上眼瞼の下垂には，ヒアルロン酸製剤をorbicularis retaining lig. 下へ注入するパターン，または上眼瞼外側の下垂に対して側頭部・頬部にフィラーを注入するパターンがあります．

　中顔面では，下眼瞼の陥凹（tear trough）に対してヒアルロン酸製剤をoribucularis cutaneous lig. 下に注入するとともに，下眼瞼のボリュームを補う注入を行います．頬部の陥凹に対しては，zygomatic lig. の固定と，平坦になった頬部のボリューム追加を図ります．

　下顔面では，ほうれい線に対してヒアルロン酸製剤で梨状口の陥凹を補います．口角・おとがいのシワに対しては，ボツリヌストキシン製剤を用いてシワを緩和します．下顎の萎縮（変形）に対しては，ヒアルロン酸製剤によるmandibular lig. 下への注入を行います．フェイスラインの不整形に対しては，ヒアルロン酸製剤によるフェイスライン〜下顎へのボリューム追加による補正と下顎ラインの形成を行います．

🍃 注入部位と製剤の種類・量

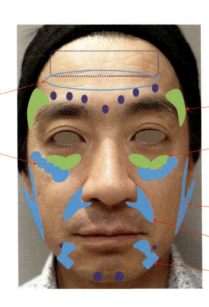

- ボツリヌストキシン 42 単位
  （眉間 20 単位，額 8 単位，
  口角 6 単位，おとがい 8 単位）

動画 033
製剤 A：0.5 ml（骨膜上・鈍針 25G）

動画 034
製剤 B：左右各 0.5 ml（骨膜上・鈍針 25G）

製剤 A：左右各 0.5 ml（骨膜上・鈍針 25G）

動画 035
製剤 B：左右各 0.4 ml（骨膜上・鈍針 25G）

動画 036
製剤 A：左右各 1.0 ml（骨膜上・鈍針 25G）

製剤 A：左右各 0.5 ml（骨膜上・鈍針 25G）

製剤 A：左右各 0.5 ml（骨膜上・鈍針 25G）

　　合計：ヒアルロン酸 5.5ml，ボツリヌストキシン注射 42 単位，
　　　　 ELLANSÉ™ S 1.8ml

🍃 使用製剤……ヒアルロン酸

　　製剤 A：ジュビダームビスタ® ボリューマ XC（アラガンジャパン社）

PCL製剤

製剤B：ELLANSÉ™ S（Sinclair社）

ボツリヌストキシン

ボトックスビスタ®（アラガンジャパン社）

▶ 私のテクニック ▶

1 前額部への注入（ボツリヌストキシン製剤との併用）

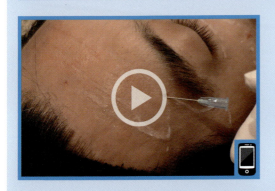

▶ 動画033（64秒）

　刻まれているシワが静止時にも存在するため，ヒアルロン酸とボツリヌストキシン製剤との併用により骨萎縮と皮下組織のボリュームロスを補正していきます。

　帽状腱膜下（前頭筋より下）に25G鈍針を用いて，少量ずつfanning法で注入します（適切な層に入るとカニューレの先端は触知できるものの表面からは見えません）。

　ボツリヌストキシン製剤と併用することが多いので，1回に大量のフィラーは注入しないようにしています。

　術後の凹凸を防ぐため，前頭筋の動きを確認しながら注入します（原則として局所麻酔の外用および刺入部への局所麻酔の注入を行っていますが，痛みに弱い方には神経ブロックを行うこともあります）。注入の途中で坐位にし，マッサージをして馴染ませます。

2 側頭部への注入（眼瞼の挙上とボリューム補正）

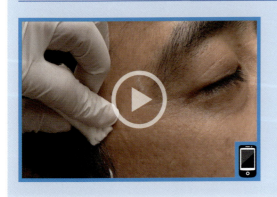

▶ 動画034（92秒）

　上眼瞼の軽度な下垂（眉毛外側の下垂）に対してフィラーを注入します。同時に側頭部のボリュームの回復を図ります。

　浅側頭筋膜下に25G鈍針を用いて，少量ずつfanning法で注入します（適切な層：浅側頭筋膜を抜けた際に「プチッ」と音がするように感じます）。

側頭部の骨萎縮だけでなく眼窩外側の萎縮も補正します。PCL製剤を使用しているので，過剰注入を防ぐため，注入の途中で坐位にし，マッサージをして馴染ませます。

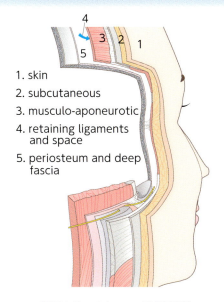

顔面の5つのlayer（5層構造）
(Mendelson BC, et al: Surgical anatomy of the midcheek: facial layers, spaces, and the midcheek segments. Clin Plast Surg 35: 395-404, 2008 をもとに作製)

3 tear troughへの注入

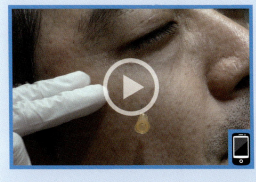

▶ 動画035（85秒）

25G鈍針を用いて，ボリュームロスが見られる部位にfanning法で注入していきます。biostimulatorとして作用する製剤を用いて注入を行いましたので，70〜80%前後の仕上がりを目標に注入し，2カ月前後で状態に応じて追加注入を行います。

マーキングは坐位で，開眼した状態で行います。ヒアルロン酸を使用する場合，下眼瞼の陥凹が深く，骨の萎縮と皮下組織のロスが認められる場合は，骨膜上に架橋結合の割合が高いもの，真皮深層に架橋結合の割合が低いものを層別に注入すると自然に仕上がります。

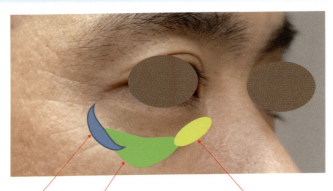

骨膜上に注入　　二層構造で注入することが　　浅い層に少量注入
するエリア　　　望ましいエリア　　　　　　するエリア

下眼瞼への注入層

眼窩下縁より上方には注入しない方がよい。

4 下顎への注入（jawline～mandibular angleへの注入）

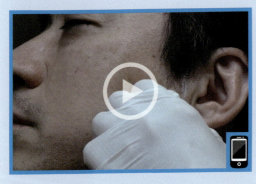

▶ **動画036（76秒）**

　静止時に下顎骨体部～下顎角のラインに沿って，ボリュームロスのある部位に注入していきます。咬筋約1cm前方に顔面動脈が走行している部位を避け，下顎角もしくは下顎体部を刺入点として（皮膚をつまみながら），皮下に25G鈍針カニューレ（70mm）を用いてretrograde-fanning法で注入していきます。あらかじめ注入予定部位を剝離しておくとスムーズに注入できます。

　頰（側面）に対しては，下顎骨の突起部分から下顎角（耳珠前方）まで25G鈍針を刺入して，骨膜上にゆっくりとretrograde fanning法にて注入していきます。mandibular angleから1～2cmほど扇状を描くように注入していきます。

　耳前部では，耳下腺があるため深く注入せず，皮下にヒアルロン酸を注入していきます。

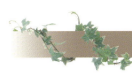

術後評価

　治療前は，輪郭にアシンメトリーが見られ，特に右側の眼瞼下垂と頬の下垂（下膨れ）が目立っていました。また，下眼瞼の陥凹が目立っていたため，全体的にやや疲れた顔に見えていました。

　治療後は，輪郭がシンメトリーになり，開眼も楽になったようです。顔の輪郭だけでなく，頬骨の位置が挙上したことにより，重心が上方に移動しスッキリとした（痩せたような）印象に変化しています。

　今回，側頭部に使用したELLANSÉ®はRASIESSE®（Merz社）と同様にbiostimulatorとして知られていますが，わずかな量の注入でも時間をかけてコラーゲンが増生してくるため，時間とともに側頭部や下眼瞼の陥凹がさらに改善してくることが期待できます。

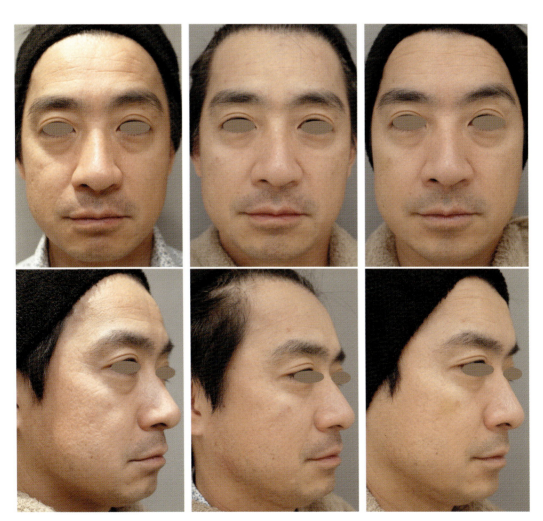

注入前　　　　　　　　注入後2週間　　　　　　　注入後1カ月

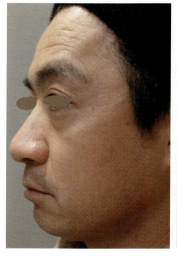 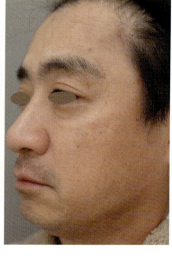 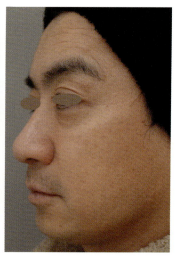

| 注入前 | 注入後2週間 | 注入後1カ月 |

ADVICE

1) 注入に必要な解剖

アジア人は顔面の構造が平坦であるため，注入の際，隣接する部位（血管）を圧迫する可能性が高く血管塞栓のリスクが高いことなど，解剖は必ず理解しておきましょう。

2) 注入剤の種類

表情ジワに対してはボツリヌストキシン治療を用いることが一般的ですが，著者は適した製剤を決めるために患者の状態を「restore（ボリュームを補う）」「relax（筋肉の緊張を和らげる）」「refresh（肌質改善）」また「enhancement（強調させる）」の4つに分けて評価して，適した製剤を決めています。

この治療HOW MUCH?

ヒアルロン酸
- ジュビダームビスタ®ボリューマXC　5.5ml　……………　257,040円

ボツリヌストキシン
- ボトックスビスタ®42単位　………………………………　96,660円

PCL製剤
- ELLANSÉ™ S　1.8ml　………………………………　168,000円

合計（税別）521,700円

※ELLANSÉ™ Sは，経過を見て2カ月後のタッチアップの際に使用。

私のポイント9：40歳代，男性

私のポイント9：40歳代，男性

　カルシウムハイドロキシアパタイト製剤レディエッセ（RADIESSE®）や，PCL（ポリカプロラクトン）製剤エランセ（ELLANSÉ™）は，コラーゲン形成誘導作用を有することが証明されており，bio-stimulator(バイオスティミュレーター）として近年再び注目を浴びています。2018年にはMochizukiらによって，ラットの皮下にジュビダームビスタ® ウルトラプラスをボーラス注入したところ，ヒアルロン酸が徐々に線維芽細胞・コラーゲン線維・毛細血管・脂肪細胞からなる自家組織に置き変わっていき，注入後64週には形状は平坦化したものの，注入直後と同等のボリュームが維持されていた，という論文が発表されました（Mochizuki M, et al: Evaluation of the in vivo kinetics and biostimulatory effects of subcutaneously injected hyaluronic acid filler. Plast Reconstr Surg 142: 112-121, 2018)。

　長年の使用経験から実感していたことですが，ヒアルロン酸製剤もバイオスティミュレーターとして働くことが証明されたことになるのではないでしょうか。バイオスティミュレーター作用を期待して注入を行う場合，注入部位や製剤の種類および希釈濃度などによって，コラーゲンの増生量が変化します。自家コラーゲン増生量を予測して注入しなくてはならず，特に繊細なデザインを要求される目元などでは注意が必要です。やや控えめに注入を行い，3〜6カ月後に必要に応じて追加注入を行うようにします。

【岩城佳津美】

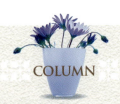

男性の若返り治療―どこまでやる?―

　当院は,若返り治療目的の男性患者さんが非常に少ないです。なぜなら,初診の段階で私自身があまり乗り気にならないため,それが患者さんに伝わってしまうからだと思います。

　あくまでも私の個人的な女性目線からの意見ですが,中高年の男性の魅力は内面からにじみ出るものが大きいと思うのです。内面が素敵な方であれば,深く刻まれたシワも欠点ではなく,魅力の1つと化しますから不思議です。私が大好きなポール・マッカートニーは,若いころは甘いマスクで素敵でしたが,現在は70歳代後半になり,模範的な加齢変化を遂げ,要所要所に深いシワが刻まれ,頬もかなり弛んでいます。しかし私が見る限り,人に見られる職業でありながら,彼は一切若返りの施術を行っていません。きっと内面に自信があるからなのでしょう。実際に顔がシワだらけでも,頬が弛んでいても,むしろ若いころより魅力的に見えてしまうから不思議です。私がひいき目に見ているから? それも否めませんが,シワがあってもそれがかえって魅力的に見える中高年の殿方は,私の周りにもたくさんいらっしゃいます。

　したがって,男性患者さんの場合はシワもたるみも取りすぎないように,その方の年齢を重ねた魅力を消しすぎないように,女性患者さんと比べてかなり控えめな施術を行うことが多いです。なかにはタレントのGACKT(ガクト)のような路線を目指して来院される方もいらっしゃいますが,あまり施術に乗り気になれないというのが正直なところです。

40歳代後半男性の施術例

　疲れて見えるというのが主訴です。

　目元のtear troughが疲れた顔貌に見える一番の要因となっているため,そこはしっかり補正しましたが,ほうれい線には注入していません。こけた頬はあまりふっくらさせすぎず,張りをもたせるために,皮下浅層に軟らかめのヒアルロン酸を薄く充填しました。額の痩せとシワが目立つため,同じく軟らかめのヒアルロン酸を広範囲に薄く充填し,それによって自

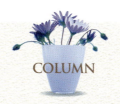

COLUMN

然なリフトアップ効果が得られています。こめかみは被髪部にまで広範囲に注入することによって，フェイスラインのリフトアップ力が増します。

年齢相応の魅力が引き出せているのではないかと思います。

【岩城佳津美】

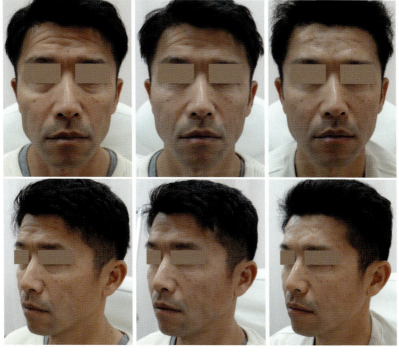

注入前　　　　　　注入直後　　　額・こめかみに追加注入直後

トータルで，tear troughにベビーコラーゲン（Humallagen®：Regenrative Medicine International社）0.6ml，頬部側面皮下浅層にジュビダームビスタ® ボリフトXC（アラガンジャパン社）を3.0ml，額およびこめかみ（額は骨膜上，こめかみはloose areolar tissue層）にジュビダームビスタ® ボリフトXCを4.0ml使用。

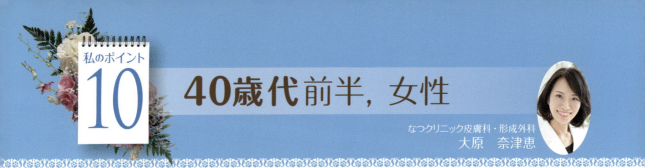

私のポイント 10 40歳代前半，女性

なつクリニック皮膚科・形成外科
大原　奈津恵

POINT
- ウィークポイントは治療して，平均的な形態に近づける。
- 皮膚のハリが結果を大きく左右する。
- 厚すぎる唇は不自然になる。

術前評価

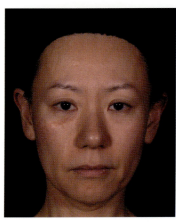
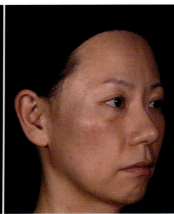
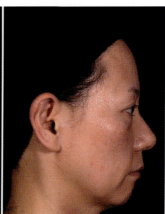

患者の主訴…目元のたるみ，くま，顎のたるみ

評価…………
- 前額のやせ，平坦化
- 右下眼瞼のあざに一致した軽度のtear trough
- 中顔面のボリュームロス
- おとがい筋の過緊張
- 下顎の後退
- jawlのたるみ

78

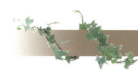

治療計画

　tear troughは正面像では軽度ですが，側貌では下眼瞼の膨隆と頬部の平坦化が目立ちます。下顎の後退とおとがい筋の過緊張があり，おとがい下部のたるみは軽度ですが，フェイスラインの不明瞭化があります。

　以上のことから，tear troughの改善と，下顎の後退を改善することに主眼を置いて治療します。下顎の後退はヒアルロン酸注入だけでなく，おとがい筋の過緊張があるのでボツリヌストキシンを併用します。また，フェイスラインの不明瞭化を改善するため，下顎角周囲にも注入を行います。全体に寂しい印象を与えるので，もともと薄い口唇にも治療を行います。

🌿 注入部位と製剤の種類・量

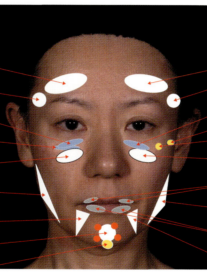

製剤A：0.3 ml（骨膜上・鈍針カニューレ25G）
製剤A：0.5 ml（骨膜上・鋭針27G）
製剤D：0.25 ml（皮下浅層・鈍針カニューレ27G）
製剤D：0.25 ml（骨膜上・鈍針カニューレ27G）
製剤A：0.4 ml（骨膜上・鈍針カニューレ25G）
製剤A：0.6 ml（皮下浅層・鈍針カニューレ25G）
製剤A：0.7 ml（皮下浅層および深層・鈍針カニューレ25G）
製剤A：0.5 ml（骨膜上・鋭針27G）
製剤B：0.3 ml（骨膜上・鋭針27G）

製剤A：0.45 ml（骨膜上・鈍針カニューレ25G）
製剤A：0.2 ml（骨膜上・鋭針27G）
製剤D：0.15 ml（骨膜上＋皮下浅層・鈍針カニューレ27G）
製剤B：0.15 ml（骨膜上・鋭針27G）
製剤B：0.1 ml（骨膜上・鋭針27G）
製剤A：0.2 ml（骨膜上・鈍針カニューレ25G）
製剤C：各0.25 ml（皮下浅層・鈍針カニューレ27G）
製剤A：0.4 ml（皮下浅層・鈍針カニューレ25G）
製剤C：各0.25 ml（皮下浅層・鈍針カニューレ27G）
製剤A：0.2 ml（皮下浅層・鈍針カニューレ25G）

● ボツリヌストキシン8単位（2単位×4カ所）

　　　合計：ヒアルロン酸 6.65ml，ボツリヌストキシン注射8単位

🌿 使用製剤……ヒアルロン酸

　　製剤A：ジュビダームビスタ® ボリューマXC（アラガンジャパン社）
　　製剤B：ジュビダームビスタ® ウルトラプラスXC（アラガンジャパン社）
　　製剤C：ジュビダームビスタ® ウルトラXC（アラガンジャパン社）
　　製剤D：Juvéderm VOLBELLA® XC（Allergan社）

ボツリヌストキシン

　　ボトックス® ビスタ（アラガンジャパン社）

79

▶ 私のテクニック ◀

1 tear trough深部への注入

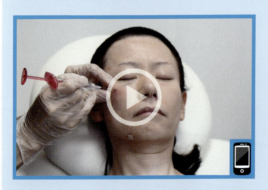

▶ 動画037（80秒）

　tear troughの改善のため，SOOF内にジュビダームビスタ®ボリューマXC（以下，ボリューマ）を注入し，さらに，眼窩縁の骨膜上にも，眼窩縁に沿うようにJuvéderm VOLBELLA® XC（以下，ボルベラ）を注入します。眼窩縁を触診で確認し，眼窩底に平行にカニューレを挿入します。抵抗を感じる場合は無理に進めず，容易に挿入できる層を探します。

　骨膜上への注入なので，ボリューマなどの凝集性・粘弾性が若干高いヒアルロン酸でも可能ですが，下眼瞼の皮膚が薄い部分に近いため，低吸水性の製剤（ボルベラ）を使用します。

2 tear trough浅層への注入

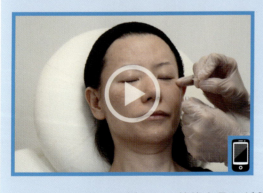

▶ 動画038（55秒）

　tear troughは，１の手順のように，深部へ注入してもくぼみが残る場合，低吸水性のヒアルロン酸を使用し，ごく少量を皮下浅層に注入することもあります。

　注入量の調整をしやすいように，カニューレの口径は細いもの（27G以下）を選びます。tear troughに沿ってカニューレを挿入し，状態を見ながら少量ずつ注入します。

3 前額部への注入

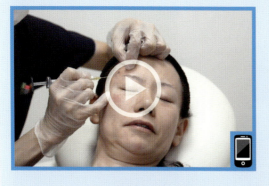

▶ **動画039**（60秒）

前額部への注入は，確実に帽状腱膜下に注入できるよう，やや太めのカニューレ（25G）を用います。浅側頭動脈の位置を確認し，これを避け，また目視できる明らかな静脈を避けて刺入口を作ります。カニューレの先端で骨膜に触れるのを確認し，そのまま骨膜上を沿うようにカニューレを挿入します。

製剤は，凝集性が高すぎるものは避け，凹凸が目立ちにくいようにします。

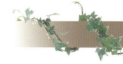

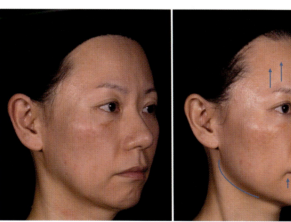

注入前　　　　　　　注入後1週間

主訴である口元のたるみは，側貌ではフェイスラインの改善が明らかですが，下顔面から頸部の筋緊張が強いため，ヒアルロン酸注入単独では，ボツリヌストキシン注射の効果が発現するまで下顎の形態にもフェイスラインにも効果が出にくいことが，注入直後の写真でよくわかります。

おとがい筋の緊張の強い方では，事前にボツリヌストキシン注射を行う方が，ヒアルロン酸注入の効果がわかりやすくなります。ただ，側貌では良好な結果ですが，正面像では頬部の凹凸がまだ残っており，2回目以降の治療で改善の余地があります。

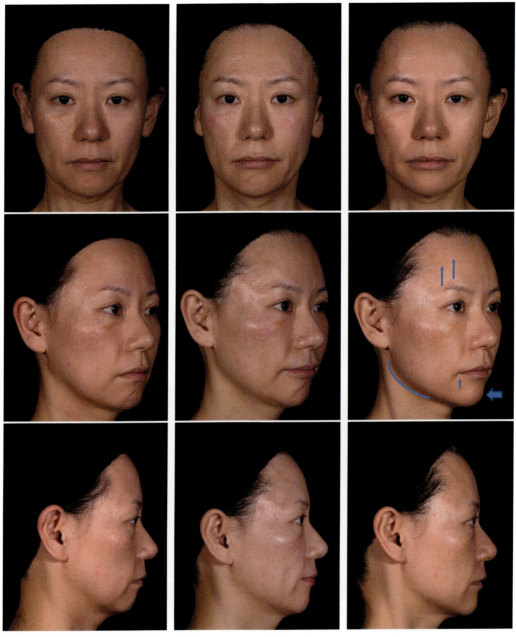

注入前　　　　　　　　注入直後　　　　　　　注入後1週間

　目元のたるみ・クマに関しては，頬部のボリュームを回復し，側頭部の治療により眼窩外側が引き上げられたことで，はつらつとした印象に改善しました。

ADVICE

　tear troughへの注入の際は，①注入層，②使用製剤，③使用量に注意を払わなければいけません．低吸水性の製剤を選ぶ必要があるだけではなく，フィラー注入による周囲組織の浮腫やリンパ浮腫も起こり得るため，使用量に十分に注意し，低侵襲な注入を心がけます．注入直後には過矯正でなくても，2週間後に明らかな浮腫を呈した症例もあり，注意が必要です．

　また，眼窩脂肪の逸脱が強い症例に対してフィラーで治療を行う場合には，trough部分のギャップを埋めることに終始するのではなく，より外上方に引き上げるように，側頭部から眼窩外側への注入など，下眼瞼の弱くなった支持組織に対して，抵抗するベクトルの治療が重要です．

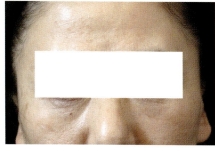
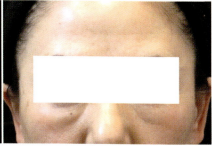

注入直後　　　　　　　　　　注入後2週間

SOOF内にジュビダームビスタ®ウルトラプラスXCを左右各0.2 ml，皮下にTEOSYAL® RedensityⅡ(Teoxane社)を左右各0.2 ml使用した．注入後2週間で，明らかな浮腫が見られた．

この治療 HOW MUCH?

ヒアルロン酸
- ジュビダームビスタ®ボリューマXC　4.7ml ･･････････ 400,000円
- ジュビダームビスタ®ウルトラプラスXC　0.55ml ･･････････ 30,000円
- ジュビーダムビスタ®ウルトラXC　1ml ･･････････ 60,000円
- Juvéderm VOLBELLA®XC　0.4ml ･･････････ 40,000円

ボツリヌストキシン
- ボトックス　8単位 ･･････････ 10,000円

合計（税別）540,000円

※実際の診療では，3カ月以内にヒアルロン酸製剤を計6本以上使用するような症例では，アクセントとして使用した口唇のヒアルロン酸代金などは計上しないことがある．

エディターズ
コメント

私のポイント10：40歳代前半，女性

　アジア人女性においては，下顎部の萎縮が見られるケースが非常に多いです。バランスの良い美しい輪郭を形成するために下顎部への注入は必須ですが，顎への注入を希望して来院される患者さんはほぼ皆無です。なぜ顎への注入が必要なのか，患者さんを教育する必要があります。

　注入前はやや怪訝そうにしている患者さんでも，注入後の満足度は非常に高い部位です。この症例においても，下顎部への注入が非常に良いアクセントになっていると思います。【岩城佳津美】

I　20〜30歳代のアセスメントと治療法例

II　40〜50歳代のアセスメントと治療法例

III　60歳代〜のアセスメントと治療法例

IV　フィラー注入と各種治療の併用

V　フィラーによる鼻の形成術

VI　近年のトレンド注入法

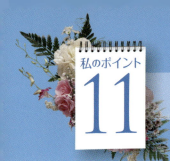

私のポイント 11

50歳代，女性

飯尾形成外科クリニック
飯尾 礼美

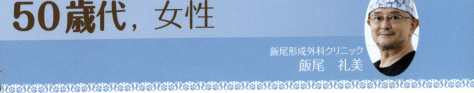

ここが POINT

- 皮下組織量の偏りや減少，軟部組織全体の質（緊張性，柔軟性，密度，伸縮性など）の劣化が著しくなってくる。さらには土台である骨格・歯牙の萎縮や欠損も加わり，加齢現象が進行する年代である。
- 患者さんの治療満足度をアップするためには，加齢現象が顔面全体そして全組織に起こっていることを認識して，トータルフェイシャルアセスメントを行い，治療方針を決めることが大切である。
- 患者さんが希望する最終ゴールと予算（1回，年間，生涯）をもとに治療計画を立て，経過の予想を含め説明する。全体的に生じている加齢現象を，1回の治療で改善するには相当量のフィラーが必要になり，肉体的・精神的・経済的な苦痛を伴うため，数回に分けて治療を行うこともある（セッション分け）。
- フィラー単独では限界があるため，機械系治療による組織の質の改善や，手術による根本的形態の改善を含めたコンビネーション治療が必要なことも説明する。

術前評価

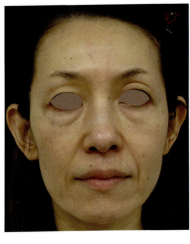
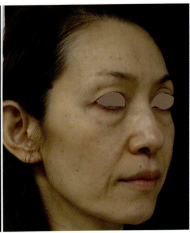

🌿 **患者の主訴**…額のシワ，目の下のクマ（ふくらみと陰），ほうれい線，頬のたるみ，老けて見られる

🌿 **評価**…………
- 額全体の骨軟部組織の萎縮が著しい
- 左上眼瞼の陥凹および両下眼瞼の目袋と陥凹が目立つ

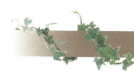

治療計画

　目標は，自然に，上品で，健康的で，若々しく見えるように，①左右差の改善，②立体感（メリハリ）の描出，③元気のある顔作り，④より美しい顔作り，としました。

　一気に治療を行うことは避け，次のように3セッションに分けました。

①まず，少量（1〜2本）で基礎固めの基本治療を行って，患者さんに治療効果を実感してもらい，本格的注入へのモチベーションを高めます。具体的には中顔面領域の骨膜上注入です。

②次に顔面全体の本格的土台造り（基礎工事）と形態的改善を目的とした注入を行います。

③最後に美しい顔貌を目指し，微調整のための注入を行います。

注入部位と製剤の種類・量（1回目）

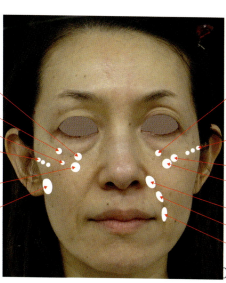

製剤A：0.1 ml（骨膜上・鋭針27G）
製剤A：0.05 ml（骨膜上・鋭針27G）
製剤A：0.15 ml（骨膜上・鋭針27G）
製剤A：0.1 ml×3（骨膜上・鋭針27G）
製剤A：0.2 ml（骨膜上・鋭針27G）
製剤A：0.2 ml（皮下やや深く・鋭針27G）
製剤A：0.1 ml（骨膜上・鋭針27G）
製剤A：0.1 ml×3（骨膜上・鋭針27G）
製剤A：0.2 ml（骨膜上・鋭針27G）
製剤A：0.2 ml（骨膜上・鋭針27G）
製剤A：0.075 ml（皮下浅め・鋭針27G）
製剤A：0.025 ml（皮下浅め・鋭針27G）
製剤A：0.1 ml（皮下浅め・鋭針27G）

使用製剤……ヒアルロン酸製剤

　　　製剤A：ジュビダームビスタ®ボリューマXC（アラガンジャパン社）

🍃 注入部位と製剤の種類・量（2回目）

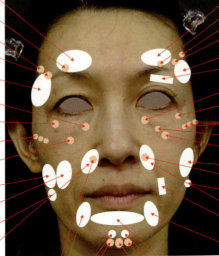

左側ラベル（上から）：
- 製剤B：0.5 ml（帽状腱膜下・鈍針25G）
- 製剤A：0.1 ml（骨膜上・鋭針27G）
- 製剤A：0.1 ml（骨膜上・鋭針27G）
- 製剤A：0.4 ml（骨膜上・鋭針27G）
- 製剤B：0.5 ml（浅側頭筋膜下・鈍針25G）
- 製剤A：0.05 ml（骨膜上・鋭針27G）
- 製剤A：0.05 ml（骨膜上・鋭針27G）
- 製剤A：0.1 ml×3（骨膜上・鋭針27G）
- 製剤A：0.2 ml（骨膜上・鋭針27G）
- 製剤A：0.5 ml（皮下浅め・鈍針25G）
- 製剤A：0.5 ml（皮下浅め・鈍針25G）
- 製剤A：0.1 ml（皮下浅め・鈍針25G）
- 製剤D：0.15 ml（皮下浅層・鋭針27G）
- 製剤A：0.2 ml（骨膜上・鋭針27G）
- 製剤A：0.05 ml（皮下浅め・鈍針25G）
- 製剤D：0.2 ml（皮下浅め・鋭針27G）
- 製剤A：0.1 ml（骨膜上・鋭針27G）

右側ラベル（上から）：
- 製剤B：0.5 ml（帽状腱膜下・鈍針25G）
- 製剤A：0.1 ml（骨膜上・鋭針27G）
- 製剤A：0.1 ml（骨膜上・鋭針27G）
- 製剤A：0.4 ml（骨膜上・鋭針27G）
- 製剤B：0.3 ml（浅側頭筋膜下・鈍針25G）
- 製剤C：0.2 ml（骨膜上・鈍針30G）
- 製剤A：0.15 ml（骨膜上・鋭針27G）
- 製剤A：0.05 ml（骨膜上・鋭針27G）
- 製剤A：0.15 ml・0.1 ml・0.1 ml（骨膜上・鋭針27G）
- 製剤A：0.1 ml（骨膜上・鋭針27G）
- 製剤A：0.2 ml（骨膜上・鋭針27G）
- 製剤A：0.8 ml（皮下浅め・鈍針25G）
- 製剤A：0.2 ml（皮下浅め・鈍針25G）
- 製剤A：0.1 ml（皮下浅め・鈍針25G）
- 製剤D：0.15 ml（皮下浅め・鋭針27G）
- 製剤D：0.2 ml（皮下浅め・鋭針27G）
- 製剤A：0.05 ml（皮下浅め・鈍針25G）
- 製剤A：0.6 ml（皮下浅め・鈍針25G）
- 製剤D：0.2 ml（皮下浅め・鋭針27G）
- 製剤A：0.1 ml（骨膜上・鋭針27G）
- 製剤A：0.3 ml（骨膜上・鋭針27G）

合計：ヒアルロン酸製剤　9.15 ml

🍃 使用製剤……ヒアルロン酸製剤

- 製剤A：ジュビダームビスタ® ボリューマXC　6.25ml
- 製剤B：ジュビダームビスタ® ボリフトXC（アラガンジャパン社）　1.8ml
- 製剤C：Juvéderm® VOLBELLA WITH LIDOCAIN（Allergan社）　0.2ml
- 製剤D：ジュビダームビスタ® ウルトラプラスXC（アラガンジャパン社）　0.9ml

注入部位と製剤の種類・量（3回目）

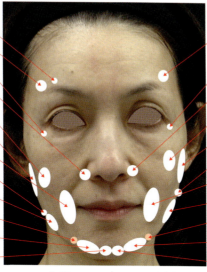

左側ラベル：
- 製剤A：0.1 ml（骨膜上・鋭針27G）
- 製剤A：0.3 ml（骨膜上・鋭針27G）
- 製剤A：0.1 ml（骨膜上・鋭針27G）
- 製剤A：0.2 ml（骨膜上・鋭針27G）
- 製剤A：0.6 ml（皮下浅め・鈍針25G）
- 製剤A：0.2 ml（皮下浅め・鈍針25G）
- 製剤E：0.2 ml（皮下浅層・鈍針30G）
- 製剤A：0.3 ml（骨膜上・鋭針27G）
- 製剤A：0.3 ml（皮下やや深・鈍針25G）
- 製剤A：0.1 ml（骨膜上・鋭針27G）
- 製剤A：0.15 ml（皮下やや深め・鈍針25G）
- 製剤A：0.15 ml（皮下やや深め・鈍針25G）

右側ラベル：
- 製剤A：0.25 ml（骨膜上・鋭針27G）
- 製剤A：0.1 ml（骨膜上・鋭針27G）
- 製剤A：0.2 ml（骨膜上・鋭針27G）
- 製剤A：0.65 ml（皮下浅め・鈍針25G）
- 製剤A：0.2 ml（皮下浅め・鈍針25G）
- 製剤A：0.2 ml（骨膜上・鋭針27G）
- 製剤E：0.3 ml（皮下浅め・鈍針30G）
- 製剤A：0.3 ml（皮下やや深・鈍針25G）
- 製剤A：0.1 ml（骨膜上・鋭針27G）
- 製剤A：0.15 ml（皮下やや深め・鈍針25G）
- 製剤A：0.1 ml（皮下やや深め・鈍針25G）

合計：ヒアルロン酸製剤　5.25 ml

使用製剤……ヒアルロン酸製剤

製剤A：ジュビダームビスタ®ボリューマXC　4.75ml

製剤E：Juvéderm® VOLITE（Allergan社）　0.5ml

▶ 私のテクニック ◀

　1回目治療の目的は，患者さんに，①ヒアルロン酸治療の実際（注入中の痛みや術後の経過など）を経験してもらい，②外科的治療の大変さもなく機械治療よりも即時的かつ確実な効果を実感してもらって，③しっかり患者さんの心を掴むことで次のセッションにつなげ，④結果として十分な治療効果を提供する，ことにあります。
　以下の動画は2回目の治療時に撮影したものです。

1 側頭部および眉毛上部

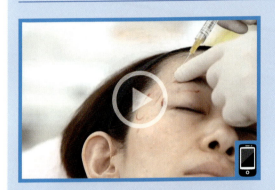

▶ 動画040（56秒）

　まずは骨膜上にbolus注入（MD Codes™：T1・T2）を行った後（本書64頁の動画031参照），側頭窩全体のボリュームアップを目的として浅側頭筋膜と深側頭筋膜の間にある疎な層（loose areolar tissue）に注入します。均一な面としての注入を行うために，ジュビダームビスタ® ボリフトXCを鈍針（カニューレ）を用いて注入します。
　鋭針で垂直に穴を開け，カニューレを正しい深さに刺入して向きを変え，皮膚面に平行になるよう意識して進めます。この時，正しい層に入っていれば動画のように抵抗なく挿入できます。
　当然ながら注入はretrogradeに行います。眉毛上部の前頭部は同様に帽状腱膜下のlooseな層に注入します。

2 上眼瞼陥凹（sunken eyelids）

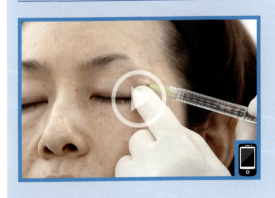

▶ 動画041（74秒）

　Juvéderm® VOLBELLA WITH LIDOCAINを30Gカニューレを用いて，眼輪筋下脂肪層（ROOF）内に眼窩縁に沿って注入します。カニューレは眼窩外側より刺入しますが，眼窩上切痕を触知してそれを越えないように注意します。

90　私のポイント11：50歳代，女性

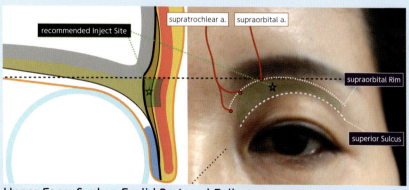

Upper Face: Sunken Eyelid Pretarsal Fullness

〔Lee Y: Essential facial anatomy for petit surgery. Available from URL: http://idnps.com/basics/essential-facial-anatomy-for-petit-surgery/3-2-upper-face-sunken-eyelid-pretarsal-fullness/ より転載（Accessed 26/9/2018）〕

3 鼻翼基部鼻唇溝

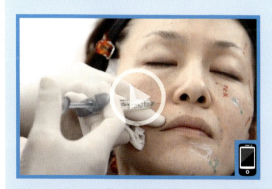

▶ **動画042（42秒）**

　老化による骨萎縮の影響を受けた梨状孔縁を修復する目的で注入します．これにより，鼻唇溝を浅くするだけでなく，鼻翼基部の支持力を強化することで，平坦化・拡大化した鼻の形態を改善することができます（本書5頁の動画004参照）．

4 頬部の陥凹部

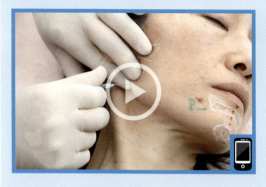

▶ **動画043（75秒）**

　25Gカニューレを用いて皮下に均一な面として注入します．頬骨弓下の陥凹部への注入は，単に陰影を改善するだけでなく，頬全体のリフトアップ効果も期待できます．

　さらに，下顎枝後縁方向への注入は下顔面を後上方へ引き上げる効果があり，マリオネットラインやフェイスラインの乱れの改善につながります．

5 おとがい唇溝

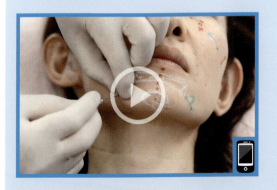

▶ **動画044**（50秒）

　皮下のやや深い層に注入します。ボリュームロスを補い，溝を浅く見せるとともに下口唇の支持補強により表情筋群の過緊張が緩和され，下顔面正中部の形態改善につながります。

　注入後には下口唇を反転させ，口腔内に膨隆していないかを確認します。

6 おとがい部

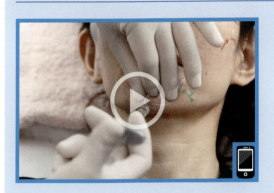

▶ **動画045**（33秒）

　先んじておとがい唇溝の注入を行うことでおとがい先端の位置が変化し，この部位への単独注入よりも，均整のとれた形態的改善が望めます。

　左手指で周囲に拡散しないようブロックし，骨面に垂直に針を刺入し，血液逆流テストを行って注入します。

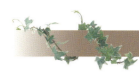

術後評価

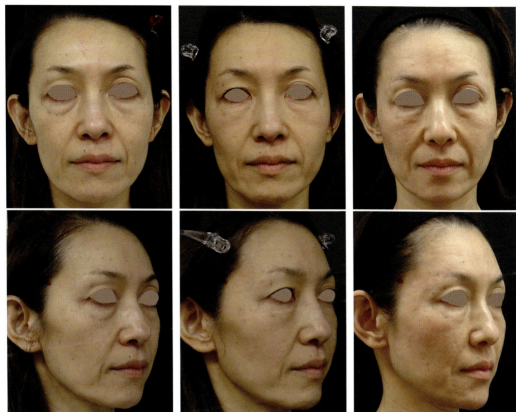

1回目注入前　　　　　　　2回目注入前　　　　　　　2回目注入直後

　顔全体の印象として，たるみによって四角張った輪郭がすっきりとした卵型に近づいています。こめかみ部と頬骨下部の陥凹が改善され，頬のたるみがリフトアップされ，下眼瞼の目袋（baggy eye）も改善が見られます。また，おとがい部の形態改善に伴い，口元の印象が優しく変化しています。

　加齢により顔全体の萎縮した状態を，大匙（table spoon）たった1杯のヒアルロン酸注入でここまで改善できました。

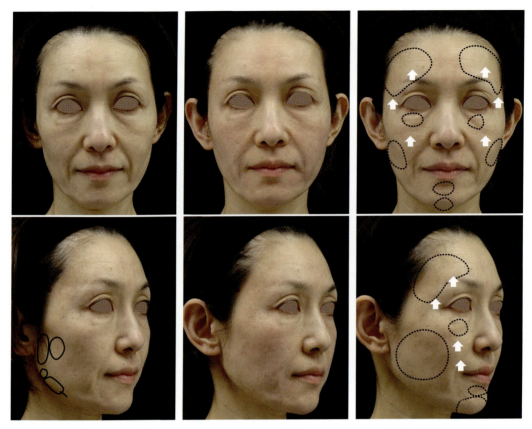

| 3回目注入前 | 3回目注入直後 | 3回目注入後1カ月 |

ADVICE

患者さんの身体的・経済的負担に配慮すれば「最小限の量で最大限の効果」が理想ではありますが，本症例のように組織萎縮が進んだ症例では，それなりの量が必要です。それを一度に行うのではなく，複数回に分け，それぞれに目標を定めて治療を進めていくセッション分けが必要です。そのためにも「ヒアルロン酸製剤の特性（粘弾性，凝集性，膨潤性，持続性など）」を十分に理解し，使い分けることが必要です。

私のポイント11：50歳代，女性

この治療 HOW MUCH?

ヒアルロン酸

1回目	●ジュビダームビスタ® ボリューマXC　2.0ml	………	240,000円
2回目	●ジュビダームビスタ® ボリューマXC　6.25ml	………	720,000円
	●ジュビダームビスタ® ボリフトXC　1.8ml	…………	240,000円
	●Juvéderm® VOLBELLA WITH LIDOCAIN　0.2ml		240,000円
	●ジュビダームビスタ® ウルトラプラスXC　0.9ml	…	100,000円
3回目	●ジュビダームビスタ® ボリューマXC　4.75ml	………	600,000円
	●Juvéderm® VOLITE　0.5ml	…………………………	120,000円

合計（税別）2,260,000円

私のポイント11：50歳代，女性

　年齢が上がるほど萎縮の程度が強くなり，十分な見た目の改善を得るには多くの注入量を必要としますが，初回はまずこの症例のように，一番重要かつ効果の実感しやすい中顔面の土台作りからアプローチしていくのがよいかと思います．初回治療である程度の満足感が得られないと，その後の治療につなげることが難しくなってしまいます．

　「初回治療」は，最も医師の腕の見せどころといえるでしょう．【岩城佳津美】

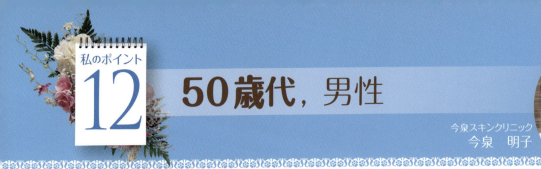

私のポイント 12　50歳代，男性

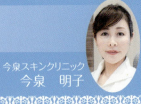

今泉スキンクリニック
今泉　明子

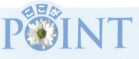

- 下垂や萎縮・拘縮が進行しており，形状（輪郭）の崩れも認められることから，支持靱帯に対する注入だけでなく，ボリュームロスの多い部位に上顔面からヒアルロン酸などフィラーを用いてアプローチしていく。
- 度重なる筋肉の過緊張による拘縮が進んでいるため，表情筋の過収縮を抑えるボツリヌストキシン製剤を用いることを推奨する。
- 本来の理想形である逆卵型に輪郭を近づけつつ，下顔面においては男性らしい要素も残していく。

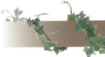

術前評価

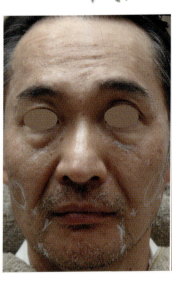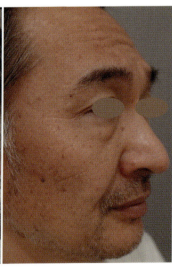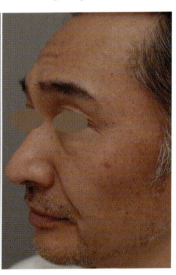

🍃 **患者の主訴**…疲れて見える，老けているので若返りたい，爽やかに見えたい

🍃 **評価**…………
- 上顔面：側頭部の陥凹および静止時の前額や眉間のシワ
- 中顔面：眉毛外側および両側上眼瞼の下垂と左右差，および明らかなtear troughと両側下眼瞼の脂肪の突出（右＞左）を認めるとともにnasojugal grooveへとつながっている
- 下顔面：深いほうれい線を認め，フェイスラインの不整形が見られる

治療計画

　上顔面では，眉間・額のシワに対してボツリヌストキシン製剤を用いた治療を行います．上眼瞼の下垂に対しては，ヒアルロン酸製剤を orbicularis retaining lig. へ注入した後，さらに側頭部のボリューム補正を行います．

　中顔面では，下眼瞼下垂（たるみ）に対しヒアルロン酸製剤を zygomatic cutaneous lig. 下に注入してサポートし，さらに下眼瞼のボリュームロスを補う注入を行います．頬部の陥凹に対しては，平坦になった部分のボリュームを補正します．

　下顔面では，ほうれい線に対してヒアルロン酸製剤で梨状口の陥凹を補正します．口角のシワに対してはボツリヌストキシン製剤を用いた治療を行います．下顎の萎縮とフェイスラインの不整形に対しては，ヒアルソン酸製剤による mandibular lig. 下への注入および下顎のボリューム補正と形作り，さらに下顎ラインの形成を行います．

🍃 注入部位と製剤の種類・量

- ボツリヌストキシン 28 単位
  （眉間 20 単位，口角 8 単位）

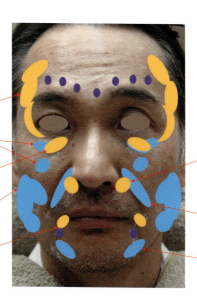

動画 046
製剤B：左右各 1.0 ml（骨膜上・鈍針 25G）

製剤A：左右各 0.3 ml（骨膜上・鈍針 25G）

製剤B：左右各 0.5 ml（真皮深層・鈍針 25G）

動画 048
製剤A：左右各 1.5 ml（真皮深層・鈍針 25G）

動画 047
製剤B：左右各 0.3 ml
〔真皮深層・鈍針 25G（片側）〕

製剤B：左右各 1.0 ml
〔真皮深層・鈍針 25G（片側）〕

製剤A：左右各 1.0 ml
（真皮深層・鈍針 25G）

動画 049
製剤A：左右各 1.0 ml
〔真皮深層・鈍針 25G（片側）〕

合計：ヒアルロン酸 13.2ml，ボツリヌストキシン注射 28 単位

🍃 使用製剤……ヒアルロン酸

　　製剤A：ジュビダームビスタ® ボリューマXC（アラガンジャパン社）
　　製剤B：ジュビダームビスタ® ボリフトXC（アラガンジャパン社）

ボツリヌストキシン

　　ボトックスビスタ®（アラガンジャパン社）

▶ 私のテクニック ▶

1 側頭部への注入（輪郭を整える）

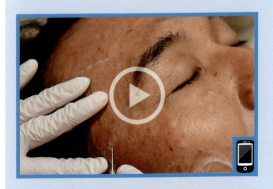

▶ 動画046（52秒・音声有）

　輪郭を整えるため，側頭部のボリュームロスに対して注入していきます。側頭筋下に25G鈍針を用いて，少量ずつfanning法で注入します。

　注入の途中で坐位にし，マッサージして馴染ませます。

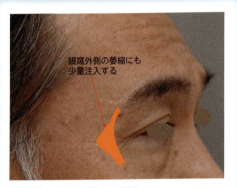

側頭部〜眼窩外側への注入

　側頭部の骨の萎縮だけでなく眼窩外側の萎縮も補正していきます。

2 頬部下方（陥凹部）への注入

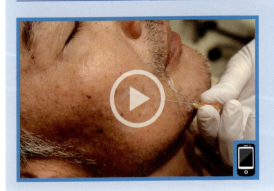

▶ 動画047（66秒・音声有）

　25G鈍針を用いて，ボリュームロスが見られる部位に注入していきます。nasolabial fat padにかからないように（過剰修正しないように）皮膚を引っ張りながら注入していきます。

　ボリュームロスを補う目的なので，真皮

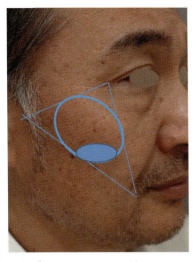

頬部ボリュームロスへの注入

深層に注入します。ボリュームロスポイントでは，口角-耳珠-外眼角を結んでできた三角形に「卵」を描き，その中でボリュームロスが見られる部分（陥凹している部分）に注入していきます。

3 下顎部（jawline 〜mandibular angle）への注入

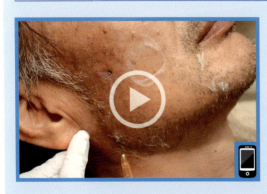

▶ 動画048（48秒・音声有）

静止時に下顎骨体部〜下顎角のラインに沿って，ボリュームロスのある部位に注入していきます。咬筋約1cm前方に顔面動脈が走行している部位を避け，下顎角もしくは下顎体部を刺入点として（皮膚をつまみながら）皮下に25G鈍針カニューレ（50mm）を用いてretrograde fanning法で注入していきます。あらかじめ注入予定部位を剥離しておくとスムーズに注入できます。

頬（側面）の場合，下顎骨の突起部分から耳珠前方まで25G鈍針を刺入してゆっくりとretrograde fanning法にて注入していきます。

mandibular angleから1〜2cmほど扇状を描くように注入していきます。皮下深層に耳下腺があるため深く注入せず，浅層にヒアルロン酸を注入していきます。

4 マリオネットラインへの注入

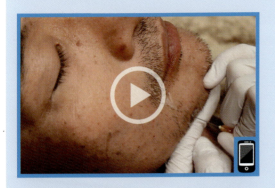

▶ 動画049（68秒・音声有）

　下顎部〜口周囲の治療は，皮下組織の下垂を防ぐため，堤防状に支持するようにmandibular lig. 下へ注入していきます。これを行ったうえで，口角下方のボリュームロスをサポートしていきます。

　ボリュームロスのある部位に25G鈍針カニューレ（50〜70mm）を用いて，皮下にretrograde fanning法で注入していきます。

　理想的な下顎を作るには，女性は鼻翼を垂直に下ろした幅，男性は口角を垂直に下ろした幅にすることがポイントです。男性の場合，よりスクエア型の下顎（あご）が好まれることが多いです。

　蝸牛軸に注入すると，動作時に不自然に膨隆するため，少量から注入して途中で動作時の状態を確認しながら行っていきます。

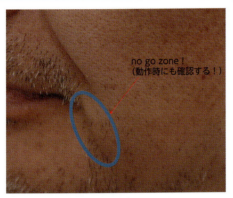

注入しない方がよい部位

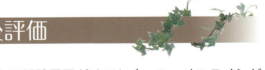

術後評価

　疲れて見える印象であった下眼瞼周囲だけでなく，フェイスラインがはっきりしたため精悍な（清潔感のある）印象に変わっています。ボツリヌストキシン製剤の併用効果がはっきりと見られる症例でした。ご本人の満足度も高く，リピートしている症例です。

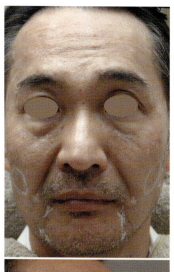
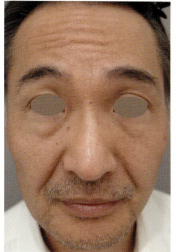
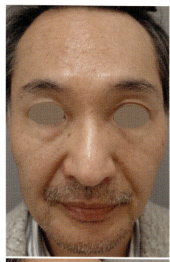

注入直後

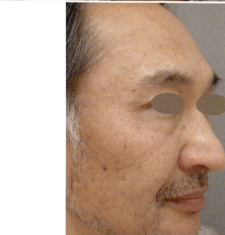

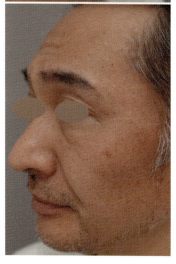
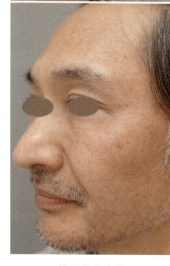

注入前　　　　　　　　　　　　　　　　注入後1カ月

ADVICE

1) 注入方法

麻酔は，麻酔クリーム〔9.6% lidocaine cream（NumbSkin®：Jujuderm社）〕を使用し，注入範囲が広い場合は神経ブロック麻酔を行います。坐位で仕上がりを見ながら注入する方が自然な仕上がりとなります。ヒアルロン酸の場合，注入後数日間は組織の水分を吸収するため，初回は控えめに注入する方がよいでしょう。

2) 起こり得る有害事象と治療

①血管塞栓

フィラーによる注入部位の血流障害に伴い生じます。注入後数時間〜数日以内に皮膚壊死の初期症状とされる小水疱・膿疱，斑状発赤が出現した場合は早期対応が必要です。また，眼動脈，内頸動脈領域にフィラーが注入された場合は失明・脳梗塞に至る報告もあるので十分注意してください。

②バイオフィルム

感染性と非感染性，さらには遅延型過敏反応に分けられます。

感染性：抗生剤（キノロン系750mg/日）投与，ドレナージなどを行います。

非感染性：軽症であれば抗生剤内服，ステロイド内服・局注，重症例は外科的切除をすることもあります。

遅延型過敏反応：症状に応じ

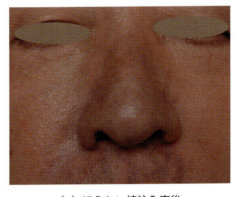

(a) ほうれい線注入直後
蒼白→暗紫色に変化

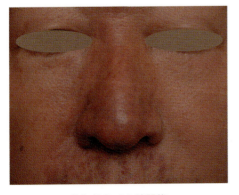

(b) 注入24時間後
斑状発赤（＋）

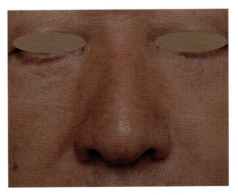

(c) 注入後1カ月（治癒）

てステロイド内服投与することもあります。

③不自然な凹凸

浅層への注入や過剰な量の注入は不自然な隆起を生じることがあります。特に下眼瞼は，眼輪筋の動きに応じて皮下に注入剤が押し出され凸凹になることがあるので，控えめな量より開始します。

④色調の異常（チンダル現象）

1カ所に浅く多量にヒアルロン酸を注入するとチンダル現象が起こることがあります。

⑤内出血

血管に触れるために起こりますが，通常1〜2週間で自然消退します。著者は冷却とArnican Gel（内出血を抑えるハーブ由来の外用剤）などを使用しています。

この治療 HOW MUCH?

ヒアルロン酸
- ジュビダームビスタ®ボリューマXC　7.6ml　……………　453,600円
- ジュビダームビスタ®ボリフトXC　5.6ml　………………　396,900円

ボツリヌストキシン
- ボトックスビスタ®28単位　………………………………　54,000円

合計（税別）904,500円

私のポイント12：50歳代，男性

中高年の男性においては，女性のようにシワやたるみを治しすぎると，なんとなく違和感を覚えてしまいます。また，理想とされる輪郭の形状が女性とは異なるため，男性らしさを失わないような注入を心がける必要があります。【岩城佳津美】

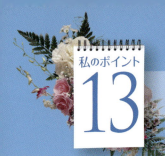

私のポイント 13 　50歳代後半，女性

いわきクリニック形成外科・皮フ科
岩城　佳津美

ここが POINT

- この年代では加齢変化の進行具合に個人差が大きくなる。生来骨格が脆弱な人の場合，土台となる骨の萎縮によって，加齢変化がかなり進行している場合が多い。また，これまでに予防措置（フィラー注入など）を受けてきたかどうかによっても，大きな差が出る年代である。
- ある程度の効果を得るには，4～8ml程度のフィラー量を必要とする場合が多いが，増量感を出さずにリフトアップさせるのがコツである。
- 年齢が上がるほど下顔面の萎縮変形が強くなるため，上顔面・中顔面の補正に留まらず，下顔面の補正もしっかりと行い，バランスの悪い輪郭にならないようにする必要がある。
- ほうれい線や頬は，若い人のように膨らませると不自然な顔貌となる。年齢相応の補正に留めるようにする。

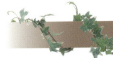

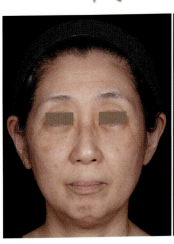 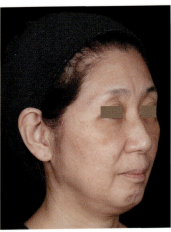 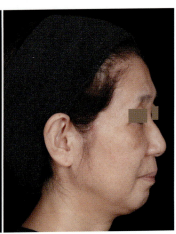

🌿 **患者の主訴**…額のシワ，頬のたるみ

🌿 **評価**…………年齢の割に骨萎縮の程度が少なく中顔面のボリュームもよく保たれているが，正面視において以下の部分が目立つ。
- 額とこめかみ周辺のボリュームロス
- 頬のたるみ（全体的に輪郭の重心が下方に下がっている）
- 顎の萎縮変形

- 眉毛の下垂（右側）

また，ななめ側面および側面視において以下の部分が目立つ．
- 頬部側面（耳前窩）の凹み
- 正面ではあまり目立たないほうれい線およびマリオネットライン
- 下顎部の強いたるみ

治療計画

額とこめかみのボリュームを補正しますが，年齢相応の外観となるように控えめな補正に留めます．ほうれい線，マリオネットラインの補正も，同じく年齢を考慮して控えめにします．また，顔側面の支持靭帯を引き上げるポイントにフィラーを注入し，たるみを改善するとともに輪郭の形状補正も同時に行います．

注入部位と製剤の種類・量

● ボツリヌストキシン注射部位（2単位）　● ボツリヌストキシン注射部位（4単位）

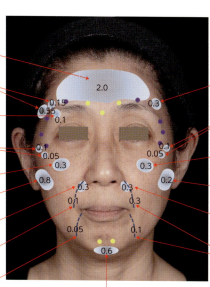

製剤A（骨膜上・鈍針カニューレ 25G）

製剤A（骨膜上・鋭針 27G）

動画 050
製剤A（骨膜上・鋭針 27G）

動画 051・052
製剤A（骨膜上・鋭針 27G）

製剤A（骨膜上～SOOF内・鈍針カニューレ 27G）

製剤A（SMAS上～皮下浅層・鋭針 27G）

動画 053
製剤A（骨膜上・鋭針 27G）

動画 054
製剤B（皮下浅層・鋭針 30G）

製剤B（皮下浅層・鋭針 30G）

製剤A（骨膜上・鋭針 27G）

製剤A（骨膜上・鋭針 27G）

製剤A（骨膜上～SOOF内・鈍針カニューレ 27G）

製剤A（SMAS上～皮下浅層・鋭針 27G）

製剤A（骨膜上・鋭針 27G）

製剤B（皮下浅層・鋭針 30G）

製剤A（骨膜上～皮下浅層・鋭針 27G）

合計：ヒアルロン酸 6.75ml，ボツリヌストキシン注射 36単位

🍃 **使用製剤**……**ヒアルロン酸**
製剤A：ジュビダームビスタ® ボリューマXC（アラガンジャパン社）
製剤B：ジュビダームビスタ® ウルトラXC（アラガンジャパン社）
ボツリヌストキシン
ボトックス® ビスタ（アラガンジャパン社）

▶ 私のテクニック ▶

1 眉毛挙上ポイントへの注入（骨膜上）

▶ 動画050（22秒）

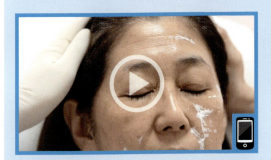

下垂したorbicularis retaining lig. 下の骨膜上にフィラーを注入し，靭帯を持ち上げることによって，下垂した眉毛を挙上します。
　眉毛外側の眼窩上縁を親指で触知し，そこから約1cm上方の骨膜上に，27G針を用いてフィラーをbolus注入で0.1ml注入します。orbicularis retaining lig. の下にフィラーを潜り込ませるイメージです。

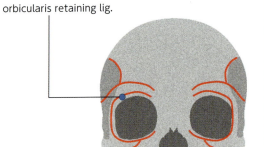

注入ポイント

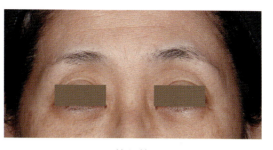
注入前

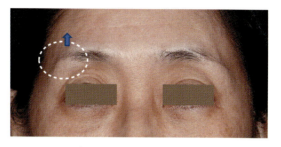
注入直後（右側のみ）

右側のみに注入した直後です。下がっていた眉尻が引き上がっています。患者さんには，目が開けやすくなるという自覚症状も得られます。

2 顔側面のリフティングポイントへの注入

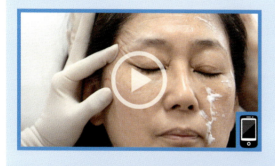

▶ **動画051（26秒）：1ポイントめの注入（0.1ml）**

zygomatic lig. とmasseteric lig. が引き上がる位置（頬骨縫合線付近）の頬骨弓・骨膜上に，形状保持効果の高いフィラーを少量（0.05〜1.0ml）bolus注入します。注入後の皮膚の出っ張りを避けるため，また引き上げ力を高めるために2カ所に注入しています。

▶ **動画052（20秒）：2ポイントめの補強注入（0.05ml）**

特に2ポイントめの注入では，引き上げた靭帯の位置が，注入後に手を離してもほとんどずり落ちずに固定されていることに注目してください（注入手技は本書35頁の動画019と同様）。

107

3 ほうれい線基部（鼻翼基部）への注入

　上顎骨のほうれい線基部付近は骨吸収の生じやすい部位で，比較的早期から骨が凹んでいくため，ほうれい線の基部が深くなる要因となります。骨膜上にフィラーを補充することによって，ほうれい線が浅くなるだけでなく，下からmaxillaly lig. を保持し，頬部軟部組織の下垂を予防することができます。また，ほうれい線基部のくぼみが改善することによって，顔全体の陰影が減少し顔全体が明るくなります。注入量によっては，小鼻の幅が狭くなり小鼻縮小効果も得られます。

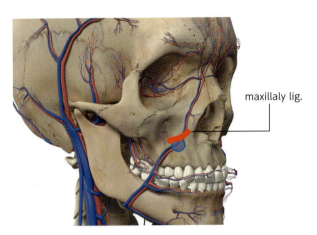

maxillaly lig.

　ほうれい線基部には，顔面動脈が走行しており，塞栓のハイリスクエリアです。このエリアでは，顔面動脈（眼角動脈）は口角挙筋と上唇の間を走行しているため，安全な注入層は骨膜上か，皮下浅層です。

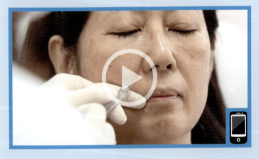

▶ **動画053（42秒）**
　27G鋭針（できるだけ長い針が望ましい。または鈍針カニューレ）を，皮膚表面に対して45°の角度で骨膜に当たるまでゆっくり刺入します。骨膜に針先が触れたら，吸引テスト（10秒以上が望ましい）を行い逆血がないか確認します。
　針先を固定したままゆっくりとフィラーをbolus注入します。この際，皮膚に蒼白変化がないか，患者さんが異常な痛みを訴えないか注意深く観察しながら注入します。

4 ほうれい線浅層への注入

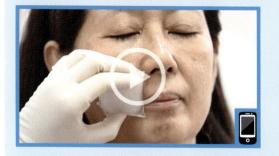

▶ **動画054（55秒）**

必要に応じて，さらに浅層に追加注入を行います（ほうれい線が浅い場合は，この注入法のみ行います）。表面にくっきり刻まれたシワを目立たなくするために，皮下浅層2層に注入します。

まず，浅層やや深めにシワに沿ってretrograde linear threading法で注入し，針を抜かずにさらに浅めに針をもう一度刺入し直し，繰り返しretrograde linear threading法で注入します。

浅層の2層に注入して表面のシワを消す

術後評価

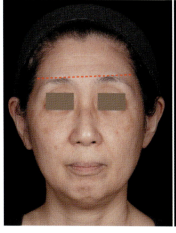

術前

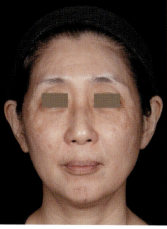

注入直後

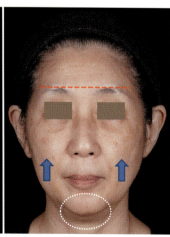

注入後2週間

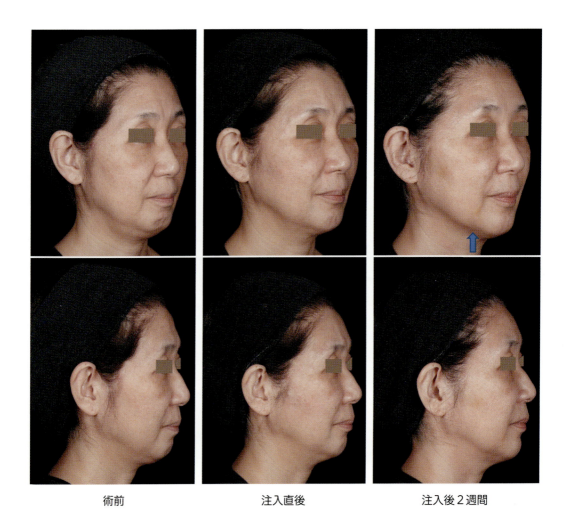

術前　　　　　　　　　注入直後　　　　　　　注入後2週間

　6.75ml注入していますが，増量感なく全体にすっきり引き締まった感じで，自然な若返り効果が得られていると思います。注入前には左右差があった眉の位置も，注入後には高さがそろっています。萎縮変化の強く見られた下顎部もきれいに整いました。額，こめかみ，ほうれい線は年齢を考慮し，歳相応の補正に留めています。

　リフトアップ効果は，ななめ側面から見るとよくわかります。注入前には垂れ下がっていた顎下が引き上がり，すっきりとしたフェイスラインが得られています。このリフトアップ効果は，主に顔側面の固定されたアンカー領域への注入によるものです（図）。

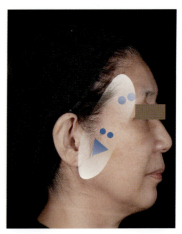

図　顔側面のリフティングポイントとして重要な注入ポイント

ADVICE

　たるみの強い症例では，いかに重みを出さずにリフトアップさせるかがポイントとなります。顔側面の固定領域の凹み（側頭窩・耳前窩）を利用して，下顔面のたるみを引き上げます。これによってリフトアップ効果が得られるだけでなく，輪郭の形状も整います。

この治療 HOW MUCH?

ヒアルロン酸
- ジュビダームビスタ® ボリューマXC　6.2ml　……………　350,000円
- ジュビダームビスタ® ウルトラXC　0.55ml………………… 60,000円

ボツリヌストキシン
- ボトックス® ビスタ 36単位 ………………………………… 120,000円

合計（税別）530,000円

※ヒアルロン酸製剤は1シリンジ1ml入りなので，残った製剤は冷蔵保管し，3〜4週間後のタッチアップ時に使用している。製剤とは別に注入手技料金2,500円と麻酔クリーム代500円，鈍針カニューレ代1,000円が別途必要。

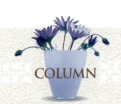

COLUMN

ほうれい線を浅くすることは本当に必要か？

　フィラー注入を希望して来院される患者さんの注入希望部位として依然最も多いのが，ほうれい線です．そして，ひと昔前のフィラー注入では，このほうれい線を埋め立てることに始終していたような気がします．しかし，解剖学的加齢機序が明らかになるにつれて，ほうれい線が深くなるのは局所に要因があるわけではなく，周辺組織からの影響が大きいことがわかってきました．最近では，ほうれい線の溝の埋め立ては最小限に留め，ほうれい線を目立たせる要因となる骨菱縮（ほうれい線基部）の補正や，ほうれい線に覆いかぶさるようにずり落ちる上部組織の引き上げ効果を狙った注入手法がメインとなりつつあります．

　ほうれい線は老け顔の象徴のように思われがちですが，実は子どもでも結構はっきりとしたほうれい線が見られることがあります．しかし，ほうれい線がはっきりしているからといって，子供が老けて見えることはありません．それはなぜでしょうか？

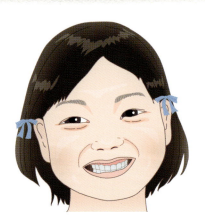

　それはやはり，ほうれい線周辺組織のたるみがないからだと思います．ほうれい線周辺の組織にたるみがなく，上部からずり落ちた軟部組織がほうれい線に乗っかるような印象が少ないほど，ほうれい線が見た目に及ぼす影響は少なくなるのではないかと思っています．

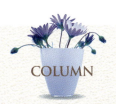

COLUMN

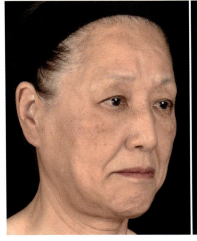
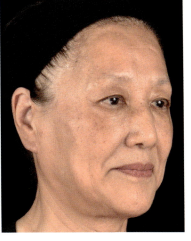

注入前　　　　　　　　注入後

ヒアルロン酸 5.4ml および
ボツリヌストキシン 28 単位使用

　例えばこの症例では，ほうれい線の埋め立ては最小限に留めており，ほうれい線だけを比べると注入前後でさほど大きな変化はありませんが，顔全体として見た場合，かなり若々しく見えるようになっています。ほうれい線の上部組織を引き上げ，顔全体をリフトアップさせる注入を行った結果，ほうれい線そのものがあまり平らになっていなくても，全体の印象はぐっと良くなります。

　逆にほうれい線だけを埋め立ててしまうと，バランスが悪く不自然な顔貌を呈してしまいます。それは，解剖学的に理に適っていない注入法だからです。

　患者さんも，施術を行う私たちも，そろそろ「ほうれい線の呪縛」から解き放たれる必要がありますね。【岩城佳津美】

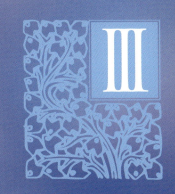

Ⅲ

60歳代〜の
アセスメントと治療法例

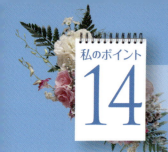

私のポイント 14

60歳代，女性

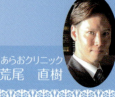

あらおクリニック
荒尾　直樹

POINT
- 高齢者の治療では，治療部位に優先順位をつけて行う。
- 加齢の程度により合併症のリスクが上昇する。
- キーワードは「足るを知る（やりすぎ注意）」。

術前評価

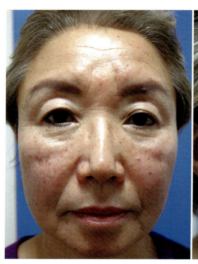 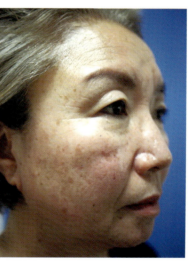

🌿 **患者の主訴**…たるみが目立つ，シワ・シミが増えた，口角が下がってきた

🌿 **評価**…………●眉間・額の表情ジワ
　　　　　　　　●下垂による輪郭の形態の乱れ

治療計画

　高齢者では，土台となる硬組織（骨）の萎縮，皮膚の表面積の拡大，輪郭の崩れなどが同時進行的に起こり，いわゆる「加齢顔貌」へと変化します。進行した老化を総合的に改善するのは容易ではなく，多くの場合は部分的な改善に留まります。どの部位を優先的に治療するかで初回の満足度

116

は変化しますので,患者さんの希望を汲み取りつつ有効性の高い提案をすることが重要です。具体例として,ほうれい線の主訴に対して,マリオネットラインの治療を同時に行うことで口周囲の改善度合いを大幅に上げることができる,などが挙げられます。

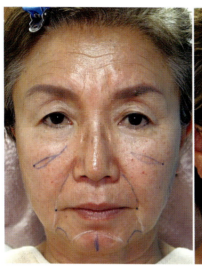 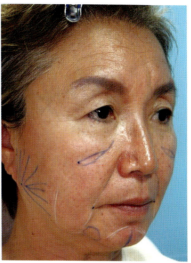

デザイン

　上顔面では,額の横ジワと眉間の縦ジワが目立ちます。高齢者では筋肉が拘縮を起こしてシワを形成するため,ボツリヌストキシンによる治療は非常に効果的です。ただし後述のように,眉毛下垂には十分に注意を払う必要があります。筋弛緩時でも残存するシワに対しては,フィラー注入を行います。

　眉間の表情ジワは,ボツリヌストキシンとヒアルロン酸の組み合わせで改善が容易なため,提案しやすい治療です。また,目尻や頤(閉口時に生じるおとがいの細かいシワ)もボツリヌストキシン治療の良い適応です。ただし,表情ジワの中でも額の横ジワについては注意が必要です。高齢者ではすでに上眼瞼の皮膚は弛緩しているため,安易にボツリヌストキシンを前頭筋に注入すると上眼瞼の挙上が弱まり,目つきが悪くなったり二重の幅が狭くなるなどの弊害が生じます。眼瞼下垂が進行している患者さんの場合は開瞼困難となることもありますので,適応は慎重に見極める必要があります。眼瞼下垂が存在するが外科的治療を希望されない場合の高齢者の額の横ジワの治療は,ヒアルロン酸注入のみが安全です。

　中顔面では,深いmidcheek grooveを補正します。目尻のシワ(通称「カラスの足跡」)はボツリヌストキシン注入で改善します。ただし,意外と「なくさなくてもよい」という人が多い部位です。

　下顔面は,顎を形成し,下顎角部周辺の注入を行い,ブルドッグ顔貌を改善するようマリオネットラインに注入を行うことでシャープな輪郭を作

り出します．下顎角部周囲の皮下にはELLANSÉ™（ポリカプロラクトン製剤）を注入し，コラーゲンの増加作用を期待します．

顔全体のしみ・くすみに対してはインテンス・パルス・ライト（intense pulsed light：IPL）を行うこととしました．

🍃 注入部位と製剤の種類・量

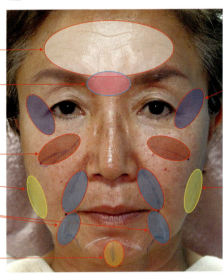

製剤A：1 ml（骨膜上・25Gカニューラ）
ボツリヌストキシン 16単位（筋肉内・34Gカニューラ）
ボツリヌストキシン 8単位（皮内・34Gカニューラ）
製剤B：0.7 ml（皮下・25Gカニューラ）
製剤E：0.5 ml（皮下・25Gカニューラ）
製剤E：0.5 ml（皮下・25Gカニューラ）
製剤C・D：各1 ml（皮下・25Gカニューラ）
ボツリヌストキシン 8単位（皮下・25Gカニューラ）

合計：ヒアルロン酸 4.7 ml，ボツリヌストキシン注射 32単位

🍃 使用製剤……ヒアルロン酸

製剤A：Neuramis® DEEP（Meditox社）
製剤B：Neuramis® VOLUME（Meditox社）
製剤C：JUVES FigurHA Volumo（Figurha社）
製剤D：JUVES FigurHA Initio（Figurha社）

フィラー
製剤E：ELLANSÉ™ S（Sinclair社）

ボツリヌストキシン
Botulax® 32単位（Hugel社）

私のポイント 14：60歳代，女性

▶ 私のテクニック ▶

1 中顔面への注入

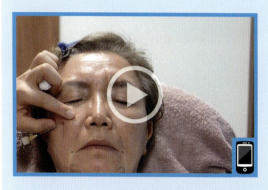

▶ **動画055（71秒）**

midcheek grooveは，簡単に持ち上がらず改善に苦労する場合があります。そのような場合，刺入するレイヤーを変えつつヒアルロン酸を積み上げるイメージで注入するとよいでしょう。また，内側に多く注入すると，笑顔を作った時に隆起したりと違和感のある表情の原因になることがあるので控えめに注入します。

ligamentを下方から支持するように注入すると，リフトアップ効果が得られます。私はなるべく刺入点を少なくするため，複数部位を1つの刺入点から治療できる場所をイメージして刺入点のデザインを行います。

2 高齢者の口周囲への注入

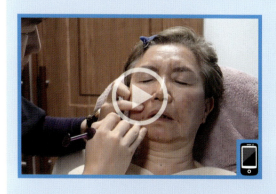

▶ **動画056（65秒・倍速）**

ほうれい線への注入時には，皮下の癒着をカニューレで剥離するように行います。若年者ではあまり強い癒着をしていることはありませんが，高齢者の治療時にこの手法を用いると，ヒアルロン酸を注入した時に挙上が容易となります。

同一の刺入点からマリオネットラインや口唇外側も治療します。下口唇外側の陥凹は，老けて見えるだけでなく食物残渣が付きやすいなどのデメリットもあるため，ヒアルロン酸で補正すると喜ばれるポイントです。

3 コラーゲンを増やす注入

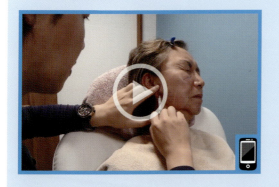

▶ 動画057（31秒）

下顎角部を中心に扇形にデザインし，皮下にELLANSÉ™ Sを注入します。ELLANSÉ™ Sの成分であるポリカプロラクトンは吸収糸の原料でもあり，注入されると周囲の線維芽細胞を刺激してコラーゲンを増やす効果があります。この症例では，下顎角部周辺およびマリオネットライン下方にELLANSÉ™ Sを注入しました。

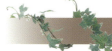

術後評価

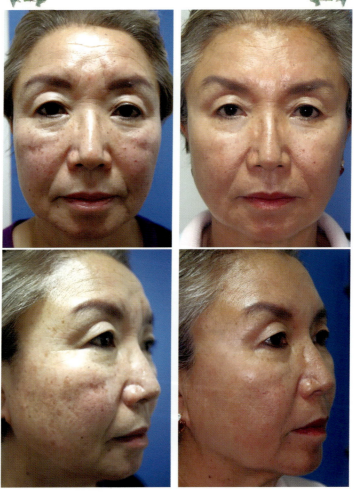

注入前　　　　　　　　注入後2週間

私のポイント14：60歳代，女性

眉間や額のシワが改善したことにより，上顔面は若々しくなりました。眉間のシワは，早期であればボツリヌストキシンのみで改善しますが，シワが明確になってしまった後はヒアルロン酸との併用治療を行わないと改善しません。

　midcheek groove，ほうれい線，マリオネットラインへはヒアルロン酸注入を行い，凹凸が浅くなったことで「加齢顔貌」が改善しています。

　下顎角部周囲に注入したELLANSÉ™ Sは，術後2週ではヒアルロン酸と変わらない効果ですが，今後のコラーゲン増殖効果を期待します。下顎角部周囲へのフィラー注入は，輪郭のラインの崩れの改善に寄与するため，ヒアルロン酸注入時にも頻用する手技です。

　また，IPLによりシミは良好に改善し，皮膚の質感も向上しました。

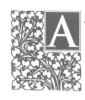

ADVICE

　高齢者のフィラー治療における注意点を述べます。高齢者では，効果を出すために必要な注入量が若年者に比べて多いのですが，皮膚の老化が大幅に進行している場合は，いくらボリュームを増やしても老化顔貌の改善は難しく，治療に難渋します。顔全体の皮膚を若返らせるためにさまざまな手法が試みられていますが，アブレイティブなレーザー治療と成長因子の組み合わせでも大幅な改善は難しく，老化を予防するための継続的な肌ケアの重要性を実感します。無理に大量の注入を行うと不自然な顔立ちになってしまうため，治療するポイントを絞った注入を心がけましょう。

　私の経験をお話しますと，70歳代の女性を治療して若々しい顔立ちに仕上げたところ，慣れ親しんできた自分の顔の変化に気持ちがついていかずに違和感を覚え，注入したヒアルロン酸を溶かしてほしいと申し出てきた患者さんがいました。実年齢からあまり大きく乖離しない，自然な見た目に仕上げることもまた大切だと気付かされた症例です。

この治療 HOW MUCH?

ヒアルロン酸
- Neuramis® DEEP　1ml ･････････････････････････････ 60,000円
- Neuramis® VOLUME　0.7ml ･････････････････････････ 60,000円
- JUVES FigurHA Initio　1ml ･････････････････････････ 60,000円
- JUVES FigurHA Volumo　1ml ･･･････････････････････ 60,000円

フィラー
- ELLANSÉ™ S　1ml ････････････････････････････････ 120,000円

ボツリヌストキシン
- Botulax®　32単位（3部位）･････････････････････････ 78,000円

合計（税別）438,000円

エディターズコメント

私のポイント14：60歳代，女性

　この症例のように，萎縮は進行しているが脂肪が多く重たい感じの顔は，最も難易度の高い症例といえます。たるみに対するリフトアップ効果も出にくく，注入部位の選択や注入量を誤ると，余計に重量感が増してしまいます。

　この症例ではほうれい線も適度に残っており，年齢相応の非常に自然な仕上がりになっていると思います。ほうれい線を浅くしすぎると，顔の重量感が余計に増してしまう症例です。【岩城佳津美】

I 20〜30歳代のアセスメントと治療法例

II 40〜50歳代のアセスメントと治療法例

III 60歳代〜のアセスメントと治療法例

IV フィラー注入と各種治療の併用

V フィラーによる鼻の形成術

VI 近年のトレンド注入法

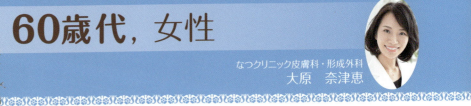

私のポイント 15

60歳代，女性

なつクリニック皮膚科・形成外科
大原　奈津恵

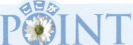

- 使用量が若年者に比べ多くなるため，各部位の配分が重要である。
- 初回治療では，患者も結果がわかりやすい部分を1つ作る。
- 皮膚のハリの有無が結果を大きく左右する。
- ふっくら型の患者さんの場合は複合治療も提案する。

術前評価

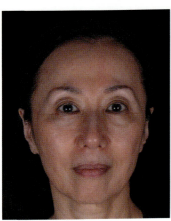
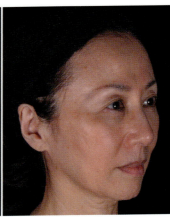
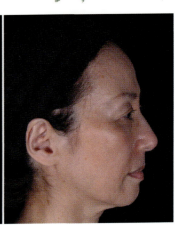

🌿 **患者の主訴**…目元のたるみ・くま，顎下のたるみ，下顔面のたるみ

🌿 **評価**…………
- 皮膚の弾性は比較的良好
- 全体に痩せ型であり，シワよりもくぼみが目立つ
- 上顔面のボリュームロスが顕著
- 側頭部および前頭部中央のくぼみ
- 深いtear troughとpalpebromalar groove
- 下顎の後退

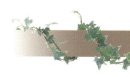
治療計画

　ダウンタイムを最小限にする目的で，上顔面の治療に希釈したヒアルロン酸製剤を使用するのが，今回の治療の特色です。また，顕著な目元のくぼみは，深部へのヒアルロン酸注入と，浅い部分へのコラーゲン製剤注入により改善を図ります。

　tear troughは，頬部外側からカニューレでSOOF内にヒアルロン酸を注入し，ボリュームを回復します。次に側頭部への治療を行い，下眼瞼および頬部外側へ波及する効果を確認します。下眼瞼の皮膚の薄い部分の治療は，上顔面の治療を終えてから最終的に行います。上から下へと治療していくのが基本ですが，側頭部や前額などの血管が密な部分で大きな内出血を起こすと治療を進めにくくなりますので，「後回し」にしています。

　上顔面・中顔面の治療を終えてから下顔面の治療に移ります。口周りのもたつきを改善し，フェイスラインを整えるため，下顎角周囲の注入をメインとし，外上方へ引き上げ，下顎は形を確認しながら注入量を調整します。

注入部位と製剤の種類・量

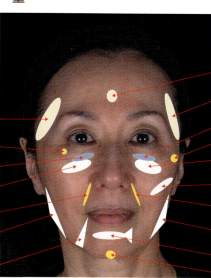

製剤A′：0.2 ml（骨膜上・鋭針27G）
製剤A′：1.2 ml（骨膜上・鈍針カニューレ27G）
製剤C：0.15 ml（皮下浅層・鈍針カニューレ27G）
製剤B：0.15 ml（骨膜上・鋭針27G）
製剤A：0.3 ml（SOOF内・鈍針カニューレ27G）
製剤A：0.35 ml（皮下浅層・鈍針カニューレ27G）
製剤B：0.15 ml（皮下浅層・鈍針カニューレ27G）
製剤A：0.4 ml（皮下浅層・鈍針カニューレ27G）
製剤A：0.2 ml（皮下浅層・鈍針カニューレ27G）
製剤B：0.3 ml（骨膜上・鋭針27G）

製剤A′：1.5 ml（骨膜上・鈍針カニューレ25G）
製剤B：0.1 ml（骨膜上・鋭針27G）
製剤C：0.2 ml（皮下浅層・鈍針カニューレ27G）
製剤A：0.2 ml（SOOF内・鈍針カニューレ27G）
製剤B：0.3 ml（皮下浅層・鈍針カニューレ27G）
製剤A：0.4 ml（皮下浅層・鈍針カニューレ27G）
製剤A：0.15 ml（皮下深層・鈍針カニューレ27G）

合計：ヒアルロン酸 4ml，コラーゲン製剤 0.35ml

使用製剤……ヒアルロン酸

　製剤A：ジュビダームビスタ® ボリューマXC（アラガンジャパン社）

製剤A`：ジュビダームビスタ®ボリューマXC（アラガンジャパン社）3倍希釈
製剤B：ジュビダームビスタ®ウルトラXCプラス（アラガンジャパン社）

ヒトコラーゲン

製剤C：Humallagen®（Myco Science社）

▶ 私のテクニック ▶

1 ボリューマの希釈

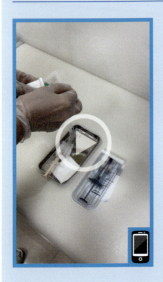

▶ 動画058（57秒）

　ジュビダームビスタ®ボリューマXC（以下，ボリューマ）は，注射器の押し出しも滑らかで使いやすいヒアルロン酸製剤ですが，上顔面の治療において，骨膜上ではなく，loose areolar tissue内に注入する際には多少の凹凸を生じ，滑らかになるまでには1週間以上かかることがあります。このため，濃度を希釈し，粘稠度を下げて，よりスムーズに注入し，なじませやすくするために希釈して使用することがあります。

　通常はキシロカイン1％と生理食塩水およびボリューマを等量ずつ混合し，ボリューマを3倍に希釈します。清潔な二方活栓と3ml以上のシリンジを使用して，キシロカイン，生理食塩水，ボリューマを混合します。空気が入らないようにし，10回以上ポンピングして希釈します。

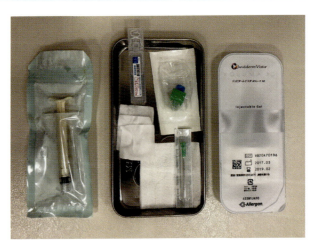

粘性の調整に用いるシリンジ，キシロカインとボユーマ

2 こめかみへの注入

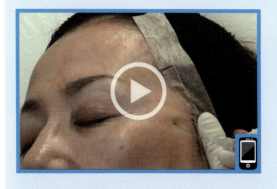

▶ 動画059（60秒・倍速）

1で希釈したボリューマを側頭部に注入します。鈍針カニューレを使う際，穿刺部にかなり緊張がかかると予想される部位には，先に穿刺部に局所麻酔を行うことがあります。側頭部では，loose areolar tissue 内にカニューレを進め，ヒアルロン酸を注入します。希釈したボリューマはなじみがよく，広げやすくなります。

3 palpebromalar grooveの改善

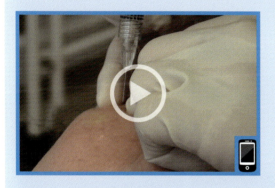

▶ 動画060（29秒）

眼窩縁のくぼみ（palpebromalar groove）に対して，そのくぼみがかなり深い時は，眼窩縁付近の頬骨骨膜上に鋭針でヒアルロン酸を注入します。

外眼角のちょうど下方に，lateral SOOFが触れず，骨のくぼみが直接触れる部分があります。そのくぼみに向かって，眼球側から外側へ離れるように穿刺し，骨膜上に0.1ml以下を注入します。

4 フェイスラインを整える

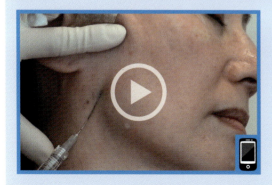

▶ 動画061（60秒・倍速）

フェイスラインを整え，jawlのたるみを改善するために，下顎角周囲にヒアルロン酸を注入します。下顎角付近に穿刺部を取り，そこから耳前部に向かって注入し，方向を変えてフェイスラインを整えるように皮下に注入していきます。

動画では27G鈍針カニューレを使用していますが，27Gカニューレはしなりやすいので，25G以下で注入する方がやりやすいでしょう。

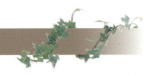

術後評価

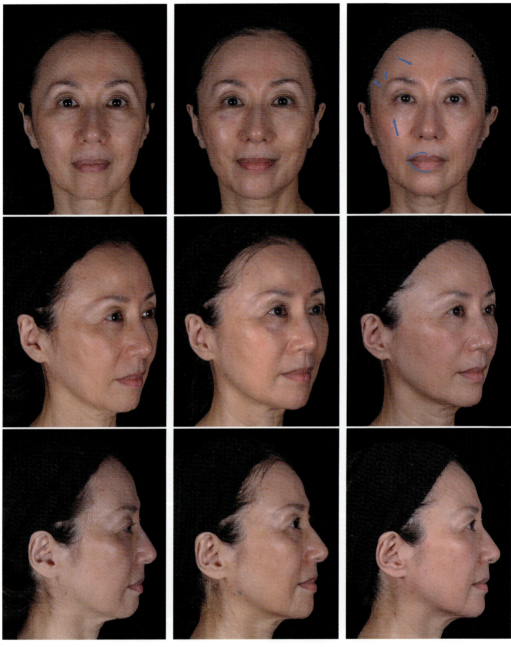

　　　注入前　　　　　　　　注入直後　　　　　　　注入後3週間

　側頭部への注入により，くぼみが改善し，眉毛も引き上げられています。前額中央には，希釈したヒアルロン酸をごく少量しか使用していませんが，前頭骨中央のくぼみもなだらかになっています。左のこめかみはやや修正不足ですが，上顔面にはヒアルロン酸を1本しか使用していないことを考

私のポイント15：60歳代，女性

慮すると，全体的にバランスよく改善されていると思います。希釈に使用した薬剤は，理論上早期に吸収されてしまいますが，十分量を使用することで，希釈剤の吸収後も良い結果を保てます。またこの方法は，直後の希釈剤のボリュームも含んだ結果を患者さん自身が体感することで，本数を必要としがちな上顔面の治療のシミュレーションとなり，直接的な患者教育にもつながるという側面があります。

下眼瞼の眼窩のくぼみは，**3**で示した右下眼窩骨膜上への効果が良く出ています。

また，フェイスラインは側貌では良く改善されていますが，正面像では改善の余地があり，60歳の症例に対してヒアルロン酸3本の使用であること，下顔面の注入部位・注入量が少ないことに起因していますので，それらが今後の治療部分となります。

この症例では，口唇へのヒアルロン酸注入は行っていませんが，鼻唇溝皮下への注入により上口唇の形態がやや変化しています。また，おとがい下溝への注入により，下口唇のボリュームと形態が改善しています。

ADVICE

上顔面へのヒアルロン酸注入は，凝集性の低いヒアルロン酸製剤を選べば，わざわざ特定の製剤を希釈する必要はありません。しかし，希釈したボリュームを使用するメリットは，国内で使用されている代表的な凝集性の低い製剤よりも，さらに注入が容易であること，痛みが軽減できること，多めの使用量のシミュレーションの側面をもちつつ初回治療費の抑制ができることです。症例に応じて無希釈で使用することも多く，毎回この方法を取るわけではありませんが，上顔面の治療に不慣れな場合，①側頭骨骨膜上に鋭針で1カ所注入→②鈍針カニューレによるloose areolar tissueへの注入→③鈍針カニューレによる前頭筋下への注入の順に慣れていき，このうち②と③で有用で，「凸凹している」という訴えも起こりにくく，取り入れやすい方法です。

この治療 HOW MUCH?

ヒアルロン酸
- ジュビダームビスタ® ボリューマ　3ml ·················· 260,000円
- ジュビダームビスタ® ウルトラプラス　1ml ·················· 60,000円

ヒトコラーゲン
- Humallagen®　0.35ml ·················· 32,000円

合計（税別）352,000円

エディターズコメント

私のポイント15：60歳代，女性

　palpebromalar grooveの外側が凹んでいる人は意外に多く，少量の注入で高い効果が得られる注入ポイントです（動画060）。

　前額部や側頭部への注入は，鈍針カニューレを使用して慎重に行っても，時に大きな内出血が生じることがあります。注入部位が内出血によって腫れてしまった場合は，仕上がりのデザインが確認しづらくなるため，その部位への注入は日を改めて行った方が無難です。【岩城佳津美】

Ⅰ 20〜30歳代の アセスメントと治療法例

Ⅱ 40〜50歳代の アセスメントと治療法例

Ⅲ 60歳代〜の アセスメントと治療法例

Ⅳ フィラー注入と各種治療の併用

Ⅴ フィラーによる鼻の形成術

Ⅵ 近年のトレンド注入法

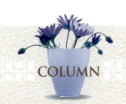

COLUMN

シンメトリー（左右対称）の重要性

　「美しい輪郭」において欠かせないのが，シンメトリー（左右対称）であるということです。美におけるシンメトリーは，西洋ではかなり昔から重要視されていて，ドイツの有名な数学者ヘルマン・ヴァイルも対称性についての著書を多く残しています。

　私たちの身の周りでも，絵画や彫刻，インテリア，装飾品に至るまでシンメトリーなデザインを多く見かけます。シンメトリーなデザインは，調和・安定・美しさを表し，誠実感・信頼感・安心感を得ることができるといわれています。建築にもこのシンメトリー手法は多く取り入れられていますが，例えばギリシャの有名なパルテノン神殿の場合，建物のシルエットはまったくの左右対称ですが，細かい装飾（彫刻）は左右対称ではありません。完璧にシンメトリーすぎるのは逆につまらないようです。かといって，輪郭のシンメトリーを崩してしまうとダメで，よくよく見ると，アンシンメトリー（左右非対称）のところもあるぐらいの感じが，より建築物の豊かさを増すらしいです。

　人間の顔についても同様のことがいえます。アニメ「ドラえもん」の意地悪キャラクター・スネ夫は，常にアシンメトリーな顔に描かれています。シンメトリーの笑顔はとても可愛らしく良い印象を受けますが，顔の一方だけが笑うと，つまりアシンメトリーになってしまうと，笑顔であっても意地悪な悪い印象を与えるようになってしまいます。

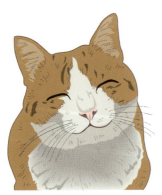
symmetry

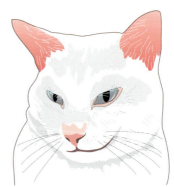
asymmetry

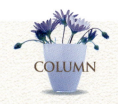

COLUMN

輪郭のシンメトリーの重要性がよくわかる症例を示します。

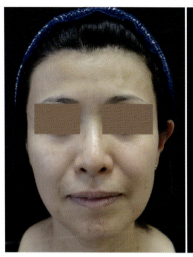
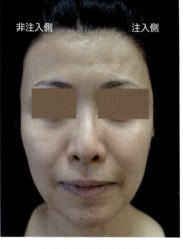

注入前　　　　　　　左半顔のみ注入直後

　注入前は輪郭に左右差（アシンメトリー）が見られます。左半顔の方が右に比べたるみがあるため，右の輪郭に合わせるように注入を行いました。注入部位を示します（次頁図）。

　使用したフィラーは，ジュビダームビスタ®ボリューマXCを2本（2ml）と，Teosyal® Redensity IIを少々（0.3ml）です。注入前後の左右をそれぞれ見比べてみてください。注入していない側（右）は，当たり前ですが前後同じです。注入側（左）は頬もふっくら丸くなっていますし，眼の下の影も取れて，頬のたるみもリフトアップしています。右側は前後で変わっていないのに，注入後には顔が全体的に美しく見えるようになりました。その理由がまさに「輪郭のシンメトリー」です。シンメトリーは，美の定義の中でもその重要さは王様格なのです！

　輪郭をシンメトリーに整えるだけで，美の偏差値がぐっと上昇します。

追記：こちらの症例のモニター様から貴重なご意見をいただきました。
　「先生，ジムでランニングしていたら，注入した顔左半分が揺れないん

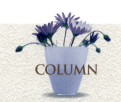

COLUMN

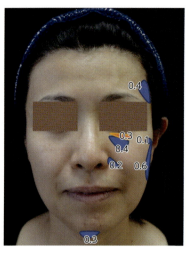

● ジュビダームビスタ® ボリューマ XC, ● Teosyal® Redensity Ⅱ

ですよ〜」

　注入後に，ジムで鏡を見ながらランニングしていたそうです。すると，注入していない側の顔は走る振動でぶるぶる揺れるのに，注入した側はがっちり固定されて，走ってもぶるぶる揺れなかったそうです。

　私は近年学会などで，「早期（たるみが強くなる前）からのフィラー注入によって，老化を予防できる！」ということを，ずっと発表し続けているのですが，これを裏付ける根拠の1つとして，貴重な症例となりました。解剖学的に正しい注入を行えば，支持靱帯や軟部組織がしっかり固定・保持できるのだということが客観的に証明されたのではないかと思います。靱帯が緩んで，垂れさがった軟部組織を重力のなすがままにぶるぶる揺らし続けていると，さらに靱帯の劣化が加速するのです。しかし，フィラーで靱帯と軟部組織を固定しておけば，劣化は確実に遅延させることができると思います。日々，患者さんから学ばせていただくことは多いです。

　マリリン・モンローの輪郭はシンメトリーで美しいですが，左側の頬にだけあるホクロが彼女の美しさをさらに際立たせています。ホクロが左右対称に右頬にもあれば，このような美しさは感じず，奇妙な印象を受けるこ

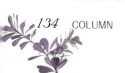

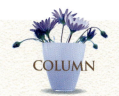

COLUMN

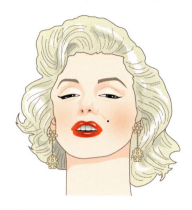

とでしょう。前述のパルテノン神殿と同じく，輪郭の左右対称性は崩さず，その中にアクセントとなる左右非対称があると，より美しさが増すという好例です。【岩城佳津美】

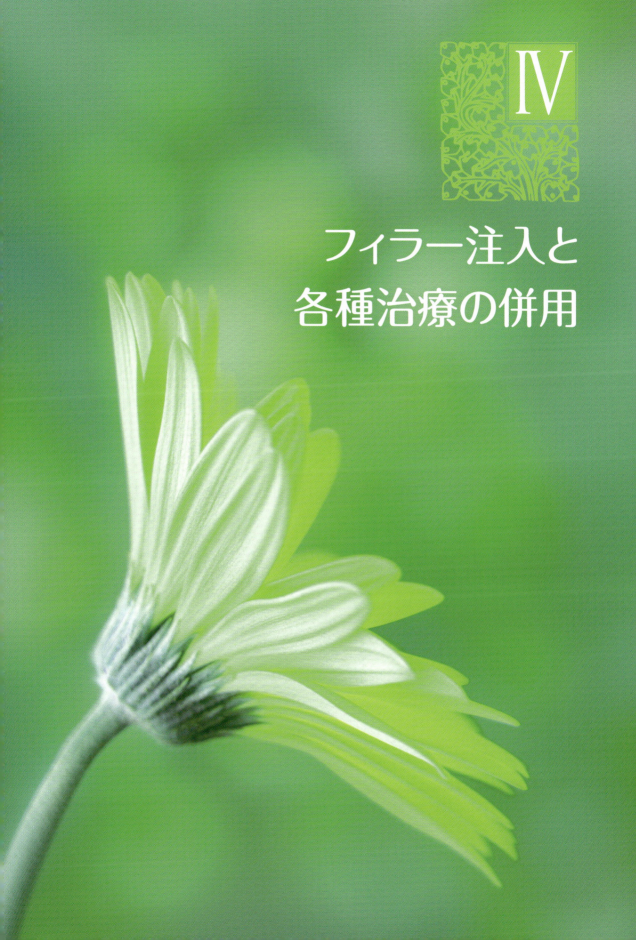

IV

フィラー注入と各種治療の併用

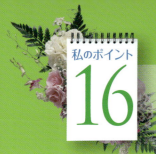

私のポイント 16 機器とフィラー注入

みやた形成外科・皮ふクリニック
宮田　成章

はじめに

現在，顔面のたるみ治療に対してはフィラーのみではなく，糸（スレッド），機器など，さまざまな選択肢があります。それぞれの方法には特徴があり，利点・欠点を理解したうえでこれらを使い分けることが重要です。

各種治療の違い

注入剤フィラーは単に局所を膨らませる目的のみではなく，近年はさまざまな手法によってトータルでの顔面形態を改善することが可能となっています。加齢による深部組織の萎縮を考慮した部位に充填して輪郭を若々しく形成したり，筋や靭帯などを利用した引き上げ効果を得る手法も開発されました。糸によるスレッドリフトは直接的な牽引と支持作用によって，組織全体の引き上げ効果があり，また糸の組織刺激性による肌質改善効果もあります。

機器に関しては熱作用が主となります[1]。ただし，その程度はさまざまであり，大別して3つの理論・作用機序に分類されます。

> ①強い熱作用による組織破壊と修復・再構築
> ②軽度の熱作用による炎症とそれに伴う組織の膨化，刺激による組織再構築
> ③長時間の加熱による，破壊を伴わない微小循環や皮膚質の改善

①強い熱作用による組織破壊と修復・再構築

①は，組織が変性するほどの強い熱によって組織にダメージを与え，修復される過程を利用する，つまり創傷治癒機転を用いたリモデリング効果を利用する機器です。当然ながら組織への明確な侵襲があり，相応の痛みを伴います。皮膚のコラーゲンやエラスチン，および皮下線維性組織などの新生を促し，スキンタイトニング効果や三次元的収縮効果を得ます。高周波を用いたThermage CPT（Solta medical社：以下，サーマクール）や近赤外線を用いたTitan（CUTERA社：タイタン）が代表的な機器です。

また，深部にまで熱を発生させれば，表在性筋膜（superficial musuclo-aponeurotic system：以下，SMAS）などを主とする顔面の筋

膜を熱変性させ，修復過程においてこれを収縮させることが可能となります。超音波の一種である高密度焦点式超音波（high intensity focused ultrasound：以下，HIFU）を用いたUlthera system（Merz社：以下，ウルセラシステム）などが挙げられます。これらは皮膚表層への熱作用はないため，痂皮が生じるようなことはありませんが，熱変性作用が時に施術後の腫れや痛みを引き起こします。

②軽度の熱作用による炎症とそれに伴う組織の膨化，刺激による組織再構築

②は，明確な組織変性には至らないものの，組織に対してある程度の熱作用を発生させる機器です。熱そのものによって，腫れとは若干異なる組織の膨化による即時的な引き締めと引き上げ効果を有し，それに引き続き発生する炎症を機転とした作用によって，長期的には皮膚のコラーゲン・エラスチンなどを変化・新生させます。数多くの近赤外線光・レーザー機器・高周波がこれに該当します。

ほとんどの場合，選択的な熱作用（光熱作用やインピーダンスによる加熱の相違）であり，かつ明確な組織変性ではないため，腫れや痂皮などのダウンタイムはありませんし，施術中の強い痛みはありません。ただし，単独回治療によって効果を得るのではなく，反復治療によって徐々に効果を得ていく手法となります。

③長時間の加熱による，破壊を伴わない微小循環や皮膚質の改善

③は深部加熱作用を主体とします。組織変性には至らない低温の熱刺激を長時間維持することによって，熱ショック蛋白産生を亢進させ，長期的に皮膚構造を改善していきます。また，表層のみならず深部組織まで加熱されるため，生体の生物学的活性度を増し，毛細血管やリンパなどの微小循環動態を改善します。連続発振を行う高周波系機器Accent XLi〔Alma lasers社：アクセントXLi（通名テノール）〕やEndy med Pro（Endy Med Medical社：エンディメッドプロ），Exilis（BTL Industries社：エクシリス）などが挙げられます。

ほとんどの場合は，施術中の痛みはなく，また痂皮や発赤などのダウンタイムもありません。患者側から見ると最も気軽に受けられる施術となります。やはり単独回の治療で効果を求める機器ではなく，老化に対するマネージメントとして繰り返し施術を継続していく治療機器です。

各機器は単純に3つに区分されるのではなく，複数の作用機序を有しますし，境界に位置づけられるような機器もあります。また，機器によってエネルギーソース，発振周波数，出力などが異なるため，標的となる組織，

加熱深度，加熱温度・強度や持続時間などに相違があります。よって，それぞれの機器の理論を正確に理解して使用していくことが肝要です。

さて，フィラーと糸および各種機器については，学会などではそれぞれを比較し，優劣の話をすることが多いのですが，実際の臨床現場では，1つ1つの効果を判定して評価することよりも患者満足度を上げる方が重要であり，現実的な問題です。したがって，単独の治療法を選択するのではなく，複数の手段を組み合わせた複合的治療を行うことも考慮しなくてはいけません。特に機器治療においてはこの点が重要です。機器は魔法の道具ではないですし，「切らないフェイスリフト」ではありません。穏やかな効果を望まれる患者さん，アンチエイジングの一環として老化予防および美しく歳を取っていくことを主目的とする患者さんにおいては，予防的側面をもつ機器単独治療を繰り返していくことがよいと考えますが，変化を求める患者さんに対しては機器の治療だけでは不十分です（ただし「注入や糸のような異物は怖い」「痛いのは苦手」という患者層も一定数あるのが現実です）。

そして何より，治療法ごとに出せる結果に相違があります。顔面の老化は一言で言い表されるものではなく，萎縮や下垂および弾力の変化など実にさまざまな要因が複雑に絡み合っています。それをたった1つの手法ですべて解決できることはありません。最適なものを最適な部位に実施し，組み合わせることで総合的に加齢顔貌を改善し，それぞれの治療法の欠点を補うことができます。特に個々の治療効果は軽微なものであっても，全体を考えて，顔面構造の表面から深部まですべてを改善することによって得られる効果というものは，より自然な若返りといえます。

著者の施設では複数の手法を組み合わせて治療する施術を数多く実施しています。特にリスクを抑えつつ，必要な部位に必要な手法を選択し，フィラー・糸・機器すべてを用いて同日に一気に治療することを好んで行っています。その中で，本稿ではフィラーと機器の併用療法について詳細に述べていきます。

主に使用する機器とその理論

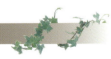

フィラーとの同日併用療法を行う場合には，主として前述した①の強い熱作用を有する機器を用いています。フィラーは6〜12カ月間効果が持続するため，同日治療であれば短期的な効果持続や反復治療を基本とする機器よりも，単独回で結果が出て，かつ長期間持続するような機器の方が併用としては相性が良いと考えます。そのために組織を破壊して再構築する機器を選択しており，具体的には，単極式高周波機器のサーマクールと，

高密度焦点式超音波機器のウルセラシステムです。外見上の変化を客観的にも出していくことを目的とします。

これに対して，長期的側面から予防効果を考慮した併用治療には，前述した③の緩やかな熱作用を有する機器を用います。短期的効果だけではなく，特に生物学的活性の亢進などを主軸に捉え，予防的側面を重視した治療となります。ただし，それだけでは満足度が上がらないので，局所にフィラーを用いて客観的な結果を少し伴うようにしていきます。

具体的には1～2カ月ごとに反復して緩やかな熱作用を有する機器による施術を実施し，6～12カ月ごとにフィラーによる施術を行います。同日に一気に変化させるダイナミックな手法ではありません。どちらかというと明確な変化は望まない保守的な治療になりますが，まったくの予防的治療では満足しない患者さんが主たる対象です。変化を強く望まないために，フィラーを注入する量はごくわずかです。この場合，著者の施設で主に用いている機器はテノールとGentle max PRO（Syneron-Candela社：以下，ジェントルマックスプロ）のNd:YAG波長です。

それぞれの理論について詳細に解説していきます。

🍃 サーマクール

6.75MHzの高周波を単極（モノポーラ）式に発振することによって組織を加熱します。高周波の特性上から誘電加熱ではあるものの，特殊な膜を接触面に用いることで，ジュール熱に近い加熱を可能としています。つまり，荷電した組織に依存するのではなく線維性の組織（真皮や皮下脂肪層の線維性隔壁）が強く加熱され，熱変性によって即時性の収縮効果が得られるとともに，さらに創傷治癒機転が生じることによって，組織のリモデリングが行われます。

臨床効果としては，三次元的な引き締め効果，つまり患者自身は「小顔」になったような変化を自覚することが多いようです。フェイスラインを主として引き締め効果が生じます。

🍃 ウルセラシステム

凹面鏡のように成型された発振面をもつトランスデューサー（超音波変換器）から超音波を発振して焦点部分に集束させ，限局した熱焼灼を生じさせるHIFU機器です（図1）。

その焦点は皮膚表面から1.5mm，3mm，4.5mmの深度で設計されているため，それぞれ真皮，真皮下，SMASなどが焼灼の標的となります。著者は主に4.5mmをフィラーとの併用治療には用い，SMASを標的として引き上げ効果を出していきます。また，超音波断層診断装置と同じ機能

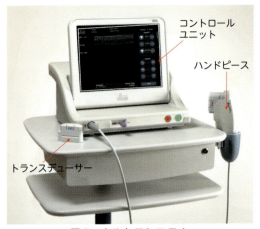

図1 ウルセラシステム

が付いており，施術中に照射深度を視認できます。SMASや真皮層などを狙うように，時には圧抵して，時には軽く接触させて照射を行います。

照射後は軽い打撲痛のような痛みが数日間残存します。約1カ月経過したころより引き上げ感を自覚します。臨床的には「ポニーテールで引き上げるような」効果です。

🌿 Accent XLi（テノール）

この機器はサーマクールと同様に高周波を発振しますが，その周波数は40.68MHzと非常に高い帯域です。bipolar形式（双極型）とunipolar形式（対極版の不要な単極型）の2つのハンドピースを有しています。発振形態はradiativeと称される方式で，高周波特有の誘電加熱ではありますが，電子レンジのような加熱形式，つまり組織内の水分子を振動させ，組織を加熱するとされています。

最も加熱される深度は高周波の位相によって規定され，皮膚表面よりも真皮・皮下が加熱されます。加熱の程度はさほど強くはなく，穏やかな作用であり，熱変性は明確には生じません。

🌿 ジェントルマックスプロ

この機器は脱毛を主としたマルチユースな機器であり，クリニック経営の柱となり得るレーザー機器です。755nmアレキサンドライトレーザー波長と1,064nm Nd:YAGレーザー波長を有しています。パルス幅はミリ秒を主としたロングパルスレーザーに属します。この設定のうち，組織の活性を高めコラーゲンなどの細胞外器質を増加させるとされるNd:YAG波長・0.4～0.45ミリ秒のパルス幅を用い，低出力・高Hz照射を行います。

Nd:YAGレーザーはメラニンや水などへの吸収率が低いため深達度があり，真皮を主として加熱します。

さて，著者の施設での同日併用治療においては，サーマクールもしくはウルセラシステムを用いていますが，この2つの治療器の施術比率としてウルセラシステムが約9割を占めます。効果としてはサーマクールが劣るわけではありませんが，最大の問題として消耗品のコストが挙げられます。

両者とも消耗品がありますが，ウルセラシステムは照射発数依存でコストが発生し，サーマクールは発数にかかわらず1患者あたり定額のコストがかかります。つまり，ウルセラは少ない発数照射であればコストが抑えられ，これによって治療費用を抑えることができます。併用治療時には通常の単独治療時よりも治療領域を狭め，照射発数を抑えた治療を行っており（理由は後述），ウルセラシステムの方が選択肢として選びやすいということになります。

併用治療の組み立て方・考え方－フィラー注入との併用メリット－

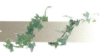

機器，特に強い熱作用を有する機器の特徴として，「皮膚やSMASを引き締める」ということが挙げられます。これはフィラーでは得ることができない効果であり，組織の器質的変化を伴います。一方，機器では加齢によって萎縮してしまった組織を増量することはできません。

顔面の構造は均一ではなく非常に複雑です。骨組織，深部脂肪組織，表情筋，筋膜，支持靱帯，浅層皮下組織，皮膚などそれぞれが加齢によってさまざまに変化します。これを1つの手法のみで「若返り」させるよりも，個々の組織・状態に適した手法を選択して組み合わせることで効果を得ることは理にかなっているといえます。ただし，やみくもにさまざまな治療手段を複合的に行うのではなく，お互いに補完されるように，自然な形態変化を得るように治療方針を考えていく必要があります。

加齢に関する顔面形態変化の基本的な考え方として，著者は，皮膚や浅層脂肪組織の下垂や弛緩と，骨や軟部組織の萎縮の2つが相まって生じていると患者さんに説明しています。そのため，引き上げるだけ，膨らませるだけでは不十分です。フィラーを使ってリフトアップ効果を生じさせてさえも，皮膚や浅層脂肪組織の弛緩に対する効果は得ることができませんし，機器では三次元的な変化に乏しい傾向にあります。本来，若々しい顔貌はハート型です。もちろん顔面はさまざまな加齢性変化を生じますが，簡潔にいえば，頬のボリュームを少し増やし，フェイスラインと頬外側をシャープに引き締めれば若々しく見えるのです。

一方，変化を求めない患者さん，アンチエイジングとして治療を捉えている患者層に対しては，加齢に対して何とか食い止めたいというよりも，きれいに歳を取っていくためのサポートをするというようなニュアンスで

143

治療を行います．したがって，フィラー注入もごく少量で，他人に気づかれないような変化，しかし本人は自覚するような軽微な効果を出せるように使用量などに注意が必要です．機器に関しても明確な熱作用ではなく，生物学的活性を高める機器を用い，長期間にわたって加齢性の顔貌変化を緩やかにコントロールしていくことを主眼にします．

コンビネーションの考え方

顔面の分割領域ごとの治療

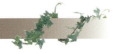

フィラー，機器それぞれには部位による効果発現の違いがあります．顔面を縦に内側，（左右の）中側，（左右の）外側と5分割するコンセプトがあります[2]．さらに上，中，下顔面の横3分割を加えて，図2のような分割領域を作ります（額は縦分割なし）．

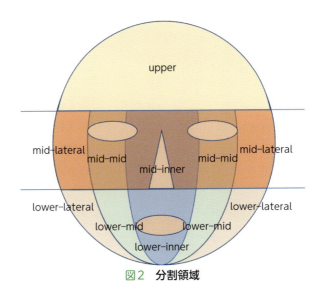

図2 分割領域

upper（額）領域は，フィラーでは全体を面状に増量させるとともに，機器により全体を引き上げます．

mid-lateral領域は，フィラーの深層への注入によりzygomatic lig. を固定して引き上げます．また頬骨弓骨膜上に注入することにより，引き締まった印象を与えます．この部位に関しては靭帯を中心に記載されている文献が多いのですが，個人的にはmalaris muscleといわれる眼輪筋外側縁に存在する筋肉[3][4]の下に注入し，引き上げ効果を得る方がよいと考えています（図3）．

機器では皮膚のタイトニングを行います．

mid-mid領域は，原則としてフィラーによって萎縮した頬骨を修復します．頬骨は正面のみではなく側面からも老けた印象を与えるため，その形

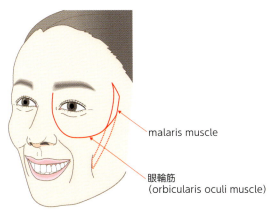

図3　malaris muscleの走行
眼輪筋の外側から下方に向かって走行し，さまざまな頬骨筋群と融合する。

状が不自然にならないように注意しながら造形していきます。また，この領域には加齢顔貌にかかわる表情筋が多数存在しており，ここを持ち上げることによって筋に張力を加え，引き上げと陰影を自然に若く見せる効果を出します。

　mid-inner領域は顕著なたるみが生じませんが，鼻の形状に加齢性の変化が生じれば，少しだけフィラー注入を考慮します。

　lower-lateral領域は機器が最も有効な領域です。SMASや皮膚を主とした構造を熱によってリモデリングし，結果的に引き締め，引き上げることによってこの領域の形状は変化します。特にSMASはこの領域において最も強固な構造物となり，これを引き上げることは外科的なフェイスリフトと同様の理論であるSMASectomyに基づきますので，積極的な機器治療が重要です。

　lower-mid領域は，lower-lateral領域と同様に機器の効果が得られる領域ですが，皮下の脂肪組織下垂が強い領域であり，効果はやや劣ります。また，マリオネットラインや鼻唇溝および口角部など脂肪層の下垂が強い部位には，むしろ直接的なフィラー注入を考慮するべきです。

　lower-inner領域は加齢による変化が明確な部位です。おとがい部は，骨の萎縮により下口唇の直下は窪み，顎の形状が丸みを帯びます。顎下の弛緩も目立ってきます。主としてフィラー注入により骨の萎縮性変化を修復すれば，これだけでも印象は大きく変わりますので，積極的に注入を行います。顎下については，注入だけでも外観上の改善は得られますが，機器治療によって引き締めた方が満足度は上がります。

🌿 総合的に結果を得ていく併用治療

　これらを理解したうえで，強い熱作用をもつ機器とフィラーを組み合わせて同日に治療を行います。機器においては中顔面での変化に乏しいため，

145

単独治療の場合のように顔面全体に照射するのではなく，頬外側から下方，顎下，こめかみ，額などに主として照射します。フェイスラインをしっかり引き上げる，引き締めるのは機器治療が最も適しています。そのため，照射エリアを限定すれば施術コストを抑えられるという点で，組み合わせて用いるにはウルセラシステムが好ましい機器と考えています。一方で，中顔面や顎正中ゾーンはフィラーの効果が最も高く，特に頬正面の萎縮を補正することで，引き上げ効果，若々しさを出す「ハート型」顔貌を作り上げることができます。

　特にフィラーはできるだけ少量を用いて機器をうまく利用することで，自然な顔貌を作ることができます。機器にしか出せない効果と，フィラーにしか出せない効果を理解し，そのバランスを考え，決して過度に補正することなく，何歳か若くなったような顔貌を作ることが患者満足度を高めると考えています。

　このような治療を開始する年齢ですが，もちろん個人差はあります。一般的にフィラーに関しては，30歳代後半以降のある程度客観的に注入が必要と思われる時期となります。機器に関しては，あまり若年や高齢となると客観的な変化はなかなか出せません。適応は，やはり30歳代後半以降〜60歳ころまでとなります。ただし，緩やかな熱作用を有する機器に関しては，リンパの流れを改善し，生理的活性を高めることから，アンチエイジングとしての効果があります。そのため単独であれば20歳代の後半から施術開始をすると有効です。

　ベースに機器を据えて，局所的な少量のフィラー注入を行い，予防と客観的効果による患者満足を達成しながら，長期間継続的な治療を進めていくことが理想的で，10年経っても変わらないという印象を与えることが重要です。しかし当然ながら，機器治療だけでは皮膚の下垂や弛緩を完全には止められません。空気が抜けた風船のように深部組織の萎縮が進行していくため，加齢によって緩んだ分だけでは追いつきません。過剰にならない程度にフィラーを時にはしっかりと注入する方がよいことも患者さんには説明します。もちろん，緩やかな変化を求める患者層ですから，そのような変化を嫌うことも多いので，無理強いするのではなく，起こる加齢性変化を詳細にわかりやすく説明したうえで患者さんに選択権を与えるべきだと考えています。

　多くの日本人は劇的な顔貌の変化を望んでいません。劇的ではなく自然に若返っていく治療として，個々の治療は控えめに，そして総合的には結果を得ていく手法である併用治療が今後は注目されていくでしょう。

症例

【症例❶】43歳，女性

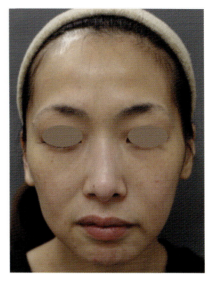

治療前

- **主訴**………顔全体の加齢性変化。特定の部位ではなく全体的な改善を希望している。

- **アセスメントと治療計画**…

痩せ型の顔で，顕著にどこかが弛んでいるというわけではありません。しかし，頬領域のやつれ感が加齢のみではなく，「元気のない顔」を呈している原因となっています。フェイスラインも全体的に弛緩しています。

治療計画としては，痩せ型の顔ゆえに極度の丸みがでないよう，かつ輪郭を整えるように注入治療を行います。本来の痩せ型の顔貌を崩さないことを第一に考えます。また，フェイスラインは丸みの出ている顎をシャープになるよう注入し，lower-lateral領域をしっかりと引き上げるようにウルセラシステムによる治療を行うことで，外側や下顔面が引き締まった印象になるように計画しました。

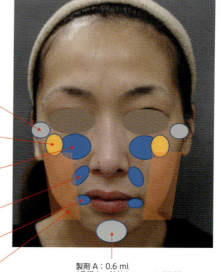

製剤A：左右各 0.2 ml
（骨膜上・27G）

製剤B：左右各 0.15 ml
（骨膜上・鈍針カニューレ 27G）

製剤C：左右各 0.5 ml
（SOOF・鈍針カニューレ 27G）

動画 062
製剤C：左右各 0.3 ml
（皮下浅層・鈍針カニューレ 27G）

製剤C：左右各 0.1 ml
（皮下浅層・鈍針カニューレ 27G）

ウルセラシステム 4.5 mm トランスデューサー
0.9J：左右各 70 ライン

製剤A：0.6 ml
（骨膜上・鈍針カニューレ 27G）

合計：フィラー 3.1ml，ウルセラシステム 140 ライン

- **使用製剤**…製剤A：RADIESSE® (Merz社)：顎・頬骨弓上
  製剤B：CLEVIEL® PRIME (Aestura社)：頬
  製剤C：ジュビダームビスタ® ボリューマXC（アラガンジャパン社）：頬・鼻唇溝・口角

- **術後評価**…直後にはフィラーによる効果が出ています。この症例では一切のタッチアップなしで2カ月経過し，その効果が落ちているのがわかりますが，反面，機器治療の効果が発現しフェイスラインの引き上げが認められます。
  3D写真（3D Life Viz® Mini：Quantificare社）cray modeによる比較写真です。頬のリフトアップとフェイスラインの引き締め効果が出ている

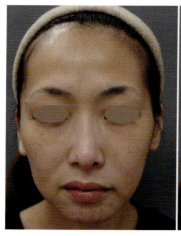

治療前

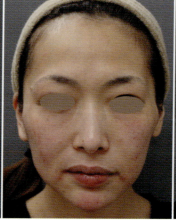

治療直後

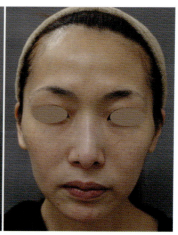

治療後2カ月

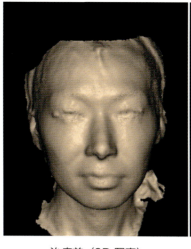
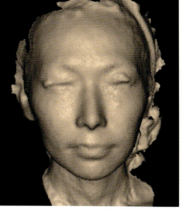

治療前（3D写真）　　　　　治療後2カ月（3D写真）

のがわかります。通常の臨床写真は撮影手法や顎の上げ下げなどの角度によって見た目の印象が変わってしまいますが，このような撮影を行い，比較することで客観的な評価が可能となります。

● ポイントとなるテクニック…

　　　熱による影響を避けるために，フィラー注入より先にウルセラシステム照射を行います。痩せ型の症例ではSMASとともに，その上方にあるzygomatic lig.を狙って照射をするのが重要です。つまり頬骨弓周囲に，より多く照射を行います。これによって，よりシャープな印象を与える引き上げ効果が生じます。左右頬とも70ラインを目安にします。

　　　頬正面は容量を補うようにジュビダームビスタ® ボリューマを広く均一に骨膜上に注入し，頬やや外側にはさらに硬さのあるCLEVIEL® PRIMEを骨膜上に少量注入します。これによって丸みを出しすぎないように顔貌を調整します。鼻唇溝や口角は溝を少し浅くする程度に適量注入し，バランスを取ります。さらに顎斜め下前方にRADIESSE®を注入し，Eラインをきれいに整えます。特に機器併用治療では，顎の形状をきれいに整えることが必須です。併用療法は患者の期待度も高く，即効性のない機器治療だけで下顔面の効果を得ようとすると，フィラーによって他部位の変化が先に出てしまうため，満足度が下がります。

　　　あとはバランスを見て頬骨弓骨膜上にRADIESSE®を注入し，頬外側をさらに引き上げていきます。この部位はzygomatic lig.の引き上げのみではなく，やや広範囲に硬めのフィラーを注入することで，malaris muscleにも影響を与えるようにします。

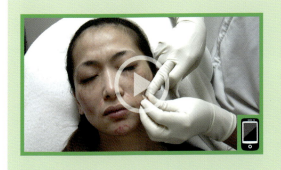

▶ 動画062（84秒）：頬への注入（ボリューマ）

痩せ型でボリュームを少し補うため，注入予定部位の尾側に刺入点を取ります．25G針で皮膚に刺入孔を作り，27Gカニューレ針を用いてSOOFのやや上層を狙うように刺入し，軽く剥離をした後にfannig法を用いて注入します．

【症例❷】49歳，女性

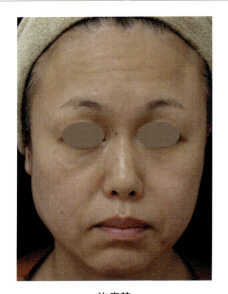

治療前

- **主訴**………若いころに比べて顔全体が丸みを帯び，下垂していることを気にしています．ただし，他人から変化を指摘されるほどではない，自然な若返りを望んでいます．

- **アセスメントと治療計画**…

症例❶とはまったく逆に丸い顔立ちで，それなりにボリュームがあります．また，顔全体のバランスを考えると相対的に下顔面のボリュームが少ない印象です．丸い顔立ちの人に均一に膨らませるような注入を行うと，顔が大きく見えてしまいます．したがって，頬に対して均一に薄く広げる

ようにフィラーを注入し，膨らませるというよりは平坦化を図ります．また，頬外側・下顔面の引き締め効果が得られるよう，顎への注入と，頬外側の機器での引き締めを行う計画としました．

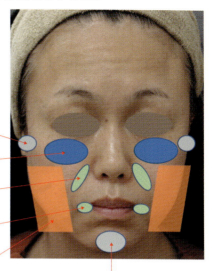

製剤 A：左右各 0.1 ml
（骨膜上・鈍針カニューレ 27G）

製剤 B：左右各 0.4 ml
（骨膜上・鈍針カニューレ 27G）

製剤 C：左右各 0.3 ml
（皮下浅層・鈍針カニューレ 27G）

製剤 C：左右各 0.1 ml
（皮下浅層・鈍針カニューレ 27G）

ウルセラシステム 4.5 mm トランスデューサー
1.0J：左右各 90 ライン

動画 063
注入製剤 A　0.6 ml
（骨膜上・鈍針カニューレ 27G）

合計：フィラー 2.4ml，ウルセラシステム 180 ライン

● **使用製剤**…製剤A：RADIESSE®（Merz社）：顎・頬骨弓上
製剤B：ジュビダームビスタ® ボリューマXC（アラガンジャパン社）：頬
製剤C：レスチレン® リフト™ リド（ガルデルマ社）：鼻唇溝・口角

● **術後評価**…直後はフィラー効果で平坦化が生じていますが，症例❶と同様，一切のタッチアップなしで2カ月経過し，機器治療の効果が発現してフェイスラインの引き上げが認められ，引き締まった印象を与えています．

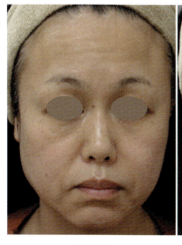
治療前

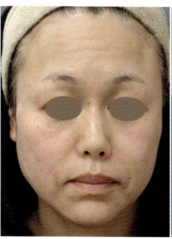
治療直後

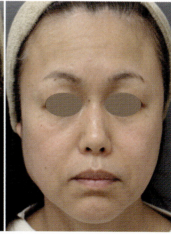
治療後2カ月

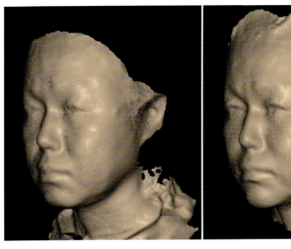

治療前（3D写真）　　　　　治療後 2 カ月（3D写真）

3D写真（3D Life Viz® Mini）cray modeによる比較写真です。丸い顔貌ですが，斜め側面像でも頬の引き上げ効果がわかります。

● ポイントとなるテクニック…

　丸い顔貌の場合は，ウルセラシステムでは焦点4.5mm深度のトランスデューサーにて，SMASの強固な領域を考慮しつつ広範囲に照射します。症例❶と異なり，SMAS全体をできるだけ均一に照射することによって引き上げ感よりも引き締め感を出していきますので，照射ラインは強め・多めにします。

　頬正面は隆起を作らないよう，薄く均一に深部の骨の輪郭をトレースするように注入します。つまり注入層は骨膜上です。ボリュームロスはあまり目立たず，膨らませることは避けるべきです。また，口角と鼻唇溝にはレスチン®リフト™リドを用います。この製剤の特性として，面状に広く分布させ，自然に持ち上げることができます。顎はRADIESSE®を下方に注入します。丸い顔貌ですので，できるだけ骨膜上の深部にのみ注入し，顎を尖らせすぎないよう均一に形状を整えます。RADIESSE®は数日で水やグリセリンなどの成分がかなり減量し，馴染んでしまうため，やや多めに注入することが重要です。これらの注入によって下顔面のボリューム感を少し作ります。

　基本的にこの症例では機器で頬外側の引き締め効果を強く生じさせていきます。丸みのある顔は小顔になるよう，頬を膨らませるのではなく，注入剤の配分を考える必要があります。

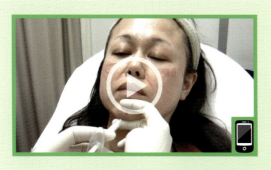

▶ 動画063（47秒）：顎への注入

下顎正中部を指でつまみ，施術後のイメージを作ったまま，その中央に27G鋭針にて骨膜に当ててRADIESSE®を注入します。比較的顎が大きく平坦であるため，multi-layerではなく骨膜上のみに絞って，うっ血など皮膚の色調を確認しながら注入していきます。

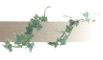

フィラー注入との併用メリット

適切な注入量を

　前述のように，機器などによる単独治療では出せる結果に限界があります。フィラーにおいても皮膚を再構築・リモデリングする効果には限りがあります。このため，お互いを補完することで，フィラーの使用量も少なくすることができます。機器治療で済ませるべきものを，あえてフィラーで行ってしまうことは時に不自然な顔貌を作り出します。このようなことは避けなければなりません。

　近年，over-filled syndromeと称されるフィラーの過剰注入を警告する報告が相次いでいます[5)6)]。海外では頬の過剰注入を「pillow face」と称して，浮腫んだような腫れぼったい頬を揶揄しています。特に長年注入を行っている患者さんはその傾向にあります。実際にフィラー注入においては，すべてが吸収されるまでにはかなりの時間経過が必要です。しかし，患者さんはある程度の効果が薄れてしまうと，完全に吸収されたと思いがちです。事前に半年から1年と説明をしているために，効果がなくなったかどうかは別として，「半年経ったから注入してほしい」と希望されることも多いものです。何度も注入している場合，患者は初回の注入前の自身の顔と比較しているわけではありません。何度も入れてやや膨らみの強くなった顔であっても，最終注入直前の顔貌しか覚えていないものです。他人はおかしいと思っても，本人に自覚はありません。

　もちろん，適切な部位に適切な量を使用すればover-filledに見えることはありません。大量注入を否定しているわけではなく，正しい解剖学的知識と加齢性変化を考慮した注入方法が非常に重要です。しかし，過剰注入はその外観だけではなく安全面でも気をつける必要があります。アラガンジャパン社のジュビダームビスタ®製剤の添付文書[7)]によれば，体重60kgあたり年間20mlまでの投与が上限量として明記されています。例

えば45kgの体重であった場合には年間で15mlとなります。初回に7ml程度注入し，タッチアップに1ml，さらに半年後に7ml注入した場合には，年間投与で安全性が認められている上限となり，極論をいえば364日めまでは次の治療をしてはいけないことになります。半年に一度5mlずつでも同様です。もっと体重の少ない患者であれば，さらに使用上限は厳しくなります。

機器併用治療を常に考慮する

　フィラーは吸収されてなくなることが前提で考えられていますが，実際の臨床においては数年後でも残存していることがしばしば見受けられます。そうなると，この安全な上限量はもっと低く考えておく必要があります。実際に長期経過後の遅延性のアレルギー反応やバイオフィルムに起因する感染などの報告もあります[8)9)]。ヒアルロン酸製造に必要な架橋剤BDDEの安全性に関する否定的見解もあります[10)]。やはりフィラーは最小限の量を用いて，機器などの異物反応を引き起こさない治療法との併用療法を常に考えておく必要もあるといえます。

　ただし，リスクのない治療法はありません。リスクだけを考えて，やみくもにフィラーを避けるのではなく，必要な部位にはしっかりと用いて患者満足度を上げていくことが最優先となるのはいうまでもありません。

　機器併用治療はフィラー単独治療と比較して，即効性だけではなく数カ月後の変化が得られることも魅力です。フィラーは直後に最大の効果を得ますが，機器は徐々に効果が発現します。フィラーの効果が薄れて追加注入を頻繁に行うことを防ぐことも可能です。

今後の展開

　フィラーの中にも，最近では皮膚を刺激（bio-stimulation）してコラーゲンなどの増加を促進する効果が期待されている製剤が存在しています。わが国ではまだ始まったばかりですが，ここに併用療法としての機器治療を加え，その熱作用によって皮膚に創傷治癒機転を生じさせることで，フィラー製剤としてのbio-stimulationはさらに促進すると考えられます。このようなことを考慮した治療法，つまり機器使用を前提としたフィラー使用法などが登場してくる可能性があります。

　また，機器はエネルギーソースがほぼ出尽くした感があり，今後革新的な機器が大量に登場することは考えにくいでしょう。今後はさまざまな組み合わせ治療が主流となっていくと考えています。

FOCUS ──私の手技・主義

機器に関しては，理論と，出せる結果を理解すれば，おのずと結果は予想されます。適応となる顔貌か否かをしっかりと見極めることが重要です。細かい手技はありますが，機器は「頭」で考えることが，その効果を左右する最大のポイントです。やみくもに治療したり，スタッフ任せの治療を行ったりすると患者満足度は下がります。逆に頭でっかちに理論だけ知ったふりをして，メーカーのプロトコル通りに行っても結果は出ません。どの部位を重点的に治療するのか，顔面の解剖を考えて患者ごとに組み立てていきます。

一方のフィラーにおいては，細かい手技はありますが，患者個々の加齢による顔面各組織の変化を把握した治療が重要なことはいうまでもありません。また毎年のように新しい手技が学会などで発表されており，その中から取捨選択しつつ良いものを取り入れていく柔軟性も重要です。

手技としては，針先がどの層に入っているのか，筋の下なのか，骨膜上なのかなどを，針から伝わる感覚で判断していくことが最も重要と考えています。どこに何をどれくらい注入するかが決まっても，手技として狙い通りにできなければ効果は半減します。

そして併用治療に関しては，適切な部位を適切な治療法で，かつ患者さんの希望を聞きつつ，やりすぎ感を出さないようにすることが私の考えです。個人的理念でもありますが，最小限の侵襲で治療結果を出していくことを基本としています。特にover-filled syndromeに陥らないよう，さじ加減が重要です。しかし，大量投与を否定しているのではありません。必要と判断すれば躊躇なくある程度のボリュームを注入することもしばしばあります。強調したいのは，必要な部位に必要な量を使うということです。少量か多量かが問題ではありません。多量に注入すれば当然ながら変化は大きくなります。しかしそれが本当に必要だったのかを常に考え，異物である以上はできるだけ少ない量で仕上げるように治療を組み立てるべきであると思います。

皮膚の弛緩をフィラー注入だけで補正することは好ましくありません。そのための手段として機器治療などの併用療法は忘れてはならない，これが私の主義です。

文献

1) 宮田成章：各種治療機器．イチからはじめる美容医療機器の理論と実践，pp55-78，全日本病院出版会，東京，2013
2) 今泉明子：ヒアルロン酸の注入手技②；私の考え方．Non-Surgical 美容医療超実践講座，宮田成章編，pp289-300，全日本病院出版会，東京，2017
3) Zufferey JA: Is the malaris muscle the anti-aging missing link of the midface? Eur J Plast Surg 36: 345-352, 2013
4) Park JT, Youn KH, Hur MS, et al: Malaris muscle, the lateral musclar band

155

of orbicularis ocli muscle. J Craniofac Surg 22: 659-662, 2011
5) Lim TS: Facial overfilled syndrome complications of inappropriate filler delivery. PRIME J: 35-42, 2018
6) 岩城佳津美：過矯正警報発令中！ フェイシャル・フィラー；注入の極意と部位別テクニック, pp64-70, 克誠堂出版, 東京, 2017
7) ジュビダームビスタ®ボリューマXC添付文書. アラガンジャパン社, 2016
8) Parsek M, Singh PK: Bacterial biofilms: an emerging link to disease pathogenesis. Annu Rev Microbiol 57: 677-701, 2003
9) Funt D, Pavicic T: Dermal fillers aesthetics: an overview of advertise events and treatment approaches. Clin Cosmet Invest Dermatol 6: 295-316, 2013
10) Foureman P, Mason JM, Valencia R, et al: Chemical mutagenesis testing in drosophilia IX. Result of 50 coded compounds tested for the national toxicology program. Environ Mol Mutagen 23: 51-63, 1994

私のポイント16：機器とフィラー注入

　萎縮した容量をフィラーで補うことと，伸展下垂した組織の引き締めをタイトニング機器で行うこと，両者のバランスのさじ加減が重要だと思います。また，両方の治療を平行して行っていくために，クリニックの立場的にはタイトニング機器も数種類導入する必要がありますし，患者さんの立場的にはそれなりの治療費がかかってしまうところが，悩ましいところでもあります。

【岩城佳津美】

- I 20〜30歳代のアセスメントと治療法例
- II 40〜50歳代のアセスメントと治療法例
- III 60歳代〜のアセスメントと治療法例
- **IV フィラー注入と各種治療の併用**
- V フィラーによる鼻の形成術
- VI 近年のトレンド注入法

私のポイント 17 PRPとフィラー注入

聖心美容クリニック札幌院
前多　一彦

はじめに

　多血小板血漿（platelet rich plasma：以下，PRP）は，さまざまな成長因子を放出することで組織修復を促進するため，幅広い領域で応用されています。ただ，美容医療においてPRPだけでは皮膚のテクスチャーは改善しても，深いシワや凹みの改善までは期待できません。そこで，慢性皮膚潰瘍や熱傷治療に広く用いられている，塩基性線維芽細胞成長因子（basic fibroblast growth factor：以下，bFGF）を適量PRPに添加することで，真皮層や脂肪層において，効果的な組織増大作用を有するようになります。

　現在，2014年11月25日に施行された「再生医療等の安全性の確保等に関する法律」によって，PRP治療を行うには，許可申請から計画の提出を経て，厚生労働省の認可が必要となり，治療状況に関する定期報告が義務付けられています。

PRP（bFGF添加）の作成手順

　10ml採血管（ACD溶液入り）に採血し，1,700rpmで7分間の遠心分離を行い，上層の血漿をギリギリまで採取します。次に，3,200rpmで5分間の遠心分離を行い，試験管の底に沈殿した血小板の白い層を含む1ml（PRP）を残して，上澄みの血漿（platelet poor plasma：PPP）は破棄します。白い層が見えなくなるまで試験管ミキサーで攪拌し，bFGFとして，トラフェルミン製剤（フィブラスト®スプレー250：科研製薬社）を2.5mlの蒸留水で溶解します。1mlのPRPに対して，マイクロピペットを使用し0.1ml（bFGF量として10μg）を正確に添加します。

　注入する直前に，血小板を活性化させる目的で，塩化カルシウム（1mEq/ml）0.1mlをマイクロピペットで添加し，よく攪拌すると，全量が1.2mlとなります。塩化カルシウム添加後は，数分でゲル化が進行するため，注入時間に注意が必要です。

■聖心美容クリニックにおける症例数の内訳 （2008年4月～2018年2月）

患者数：13,021例	総処置部位数：46,140部位	
（女性12,144例） （男性　877例） ・平均年齢：59.9歳 ・平均治療回数：1.71回	目の下：12,256例 マリオネットライン：3,796例 頬：2,833例 ゴルゴライン：1,979例 上口：1,402例 首：　744例	ほうれい線：11,686例 額：3,626例 眉間：2,320例 くぼみ目：1,684例 こめかみ：1,142例 手の甲：　303例

当院におけるPRPの論文は，2015年「Plastic Reconstructive Surgery」に掲載され[1]，さらに「PRS Best Paper Award 2016」を受賞しました。

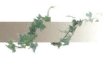

症例

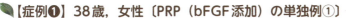

【症例❶】 38歳，女性〔PRP（bFGF添加）の単独例①〕

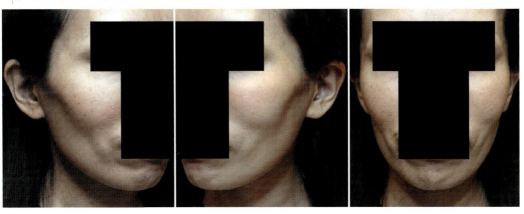

治療前

● **主訴**………頬のコケが，老けた印象を与えてしまう。

● **アセスメント**…

　　　　　スレンダーな患者さんの多くは，口横のコケの改善を希望されます。ただ，そこだけの治療では，逆に老けた印象（俗称「お婆ちゃん顔」）になります。そこで，頬は耳前の凹みの改善をメインに，こめかみと合わせて，「フェイスラインの若返り」を目的としたPRP注入治療をお勧めしました。

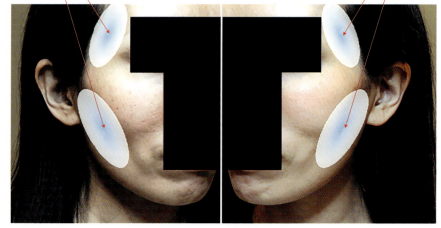

合計：PRP（bFGF 添加）7.6 ml

- ●ポイントとなるテクニック…

　　採血後に，PRPを作成する時間を利用して，局所麻酔クリーム（ペインブロック®：ACP社）を塗布します。注入時は，アイスパックでクーリングしながら，歯科用32G鋭針を使用し，支持靭帯を考慮した，リフトアップ効果を有する注入法を応用しています。皮膚を引き上げた状態で，垂直に刺入し，骨膜上もしくは深部から皮下に柱を立てるイメージで引きながら注入します（1ヵ所に約0.2ml）。PRP（bFGF添加）を単独で使用し，頬は片側に10ヵ所前後で，右側2.2ml，左側1.8ml注入しています。

　　今回，こめかみは1ヵ月後に処置しています。注入手技は頬とほぼ同じで，リフトアップを意識してポイントで注入し，太い皮下血管の部分は凹んだ状態になりやすいため，最後に血管直下に少量追加して仕上げます。こめかみの注入量は，右側1.7ml，左側1.9mlです。

- ●術後評価…頬やこめかみのコケは，フェイスラインの乱れの象徴的な部分といえます。老けた印象を与えるだけでなく，女性においては男性的な印象を与えます。したがって，この部分の改善は，女性らしい丸みのあるフェイスラインとなり，注入治療において重要なポイントといえます。さらに，漫然と注入するだけでは，さらに下垂が増強するので，リフトアップ効果のある注入手技が必須となります。

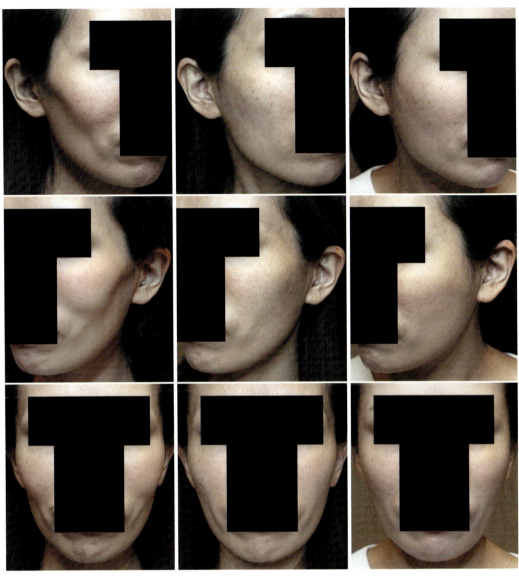

| 注入前 | 注入直後 | 注入後2年 |

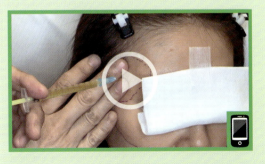

▶ 動画064（92秒）：こめかみへの PRP注入

右手でリフトアップさせた状態で，針先が骨膜に当たるまで刺入し，柱を立てるように引きながら注入します。こめかみは，血流の良い筋層の効果減弱が大きく，太い皮下血管の下は組織が少なく膨らみにくい特徴があります。したがって，各層の注入量を工夫し，最後に血管下の組織に少量を追加します。

【症例❷】47歳，女性〔PRP（bFGF添加）の単独例②〕

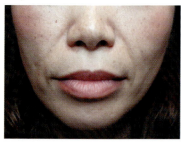 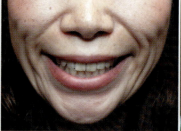 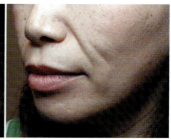

注入前

● **主訴**………ほうれい線のシワと頬のコケが，老けた印象を与えてしまう。

● **アセスメントと治療計画…**

　　　　　　　　ほうれい線の治療を希望される日本人は多く，そこだけの改善を求める患者さんもとても多いです。ただ，凹みの平坦化やシワを消すことに固執すると，下膨れの状態となり，逆に老けた印象を与えます。また，口横の頬のコケも，そこだけに注入すると，加齢の象徴である「四角形の輪郭」となってしまいます。

　　　　　　　　そこで，中顔面頬のボリュームアップと，支持靱帯を考慮したリフトアップ効果のある注入法を行い，ほうれい線のシワや口横の頬のコケへの注入は最小限に抑えたPRPによる治療をお勧めしました。

● **ポイントとなるテクニック…**

　　　　　　　　32G鋭針を使用し，支持靱帯を考慮した，リフトアップ効果を有する注入法を応用しています。今回は，右のmedial SOOF（sub orbicularis oculi fat）部から始め，皮膚を引き上げた状態で垂直に骨膜上まで刺入し，

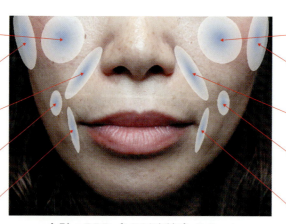

合計：PRP（bFGF添加）5.5 ml

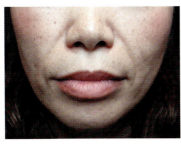 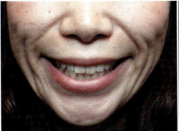 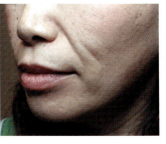

注入前

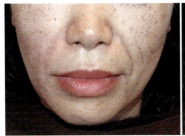 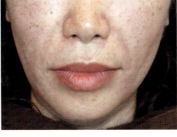 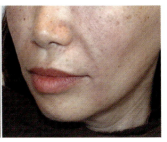

注入直後（右のみ）　　　注入直後（両側）　　　注入直後（両側）

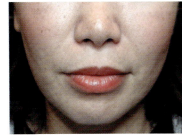 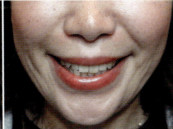 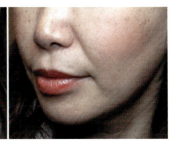

注入後5カ月

　骨膜上から皮下に柱を立てるイメージで引きながら注入します．片側6カ所ずつ（1カ所に約0.2ml）で，深層脂肪と浅層脂肪への注入量の比率は8：2程度です．
　次に，頬骨弓からzygomatic lig. 部にポイントで，同様に支持靭帯を補強するように骨膜上から皮下に数カ所注入します．
　リフトアップを確認してから，ほうれい線のシワや口横の頬の凹みの処置に移ります．まず，皮下から真皮深層に少量ずつ（0.05～0.1ml），ドットをつなげるように注入します．最後に，浅いシワに対して，針のベベルを下に向け皮膚面に正対する角度で，真皮浅層にpuncture法で仕上げます．

● **術後評価**…右側のみ処置した直後の状態では，左側と比べて，中顔面のボリュームアップとリフトアップ効果を認めます．患者さんにも手鏡を見せてこの効果を確認してもらい，同様の処置を反対側にも行います．両側の注入直後の状

態では，右側のみ処置した場合と比較して，左側もリフトアップしていることがわかります。

　一般的にPRPは粘弾性が低く，フィラーのようなリフティング効果はないと思われています。しかし，bFGF添加のPRPは組織に注入するとゲル化します。ただ，それでは不十分であるため，塩化カルシウムを添加することでゲル化を促進しています。これにより，フィラーとは異なりますが，注入後に適度な粘弾性が得られ，指でモールディングも可能ですし，リフトアップ効果を有する注入法にも応用できます。

【症例❸】50歳，女性〔PRP（bFGF添加）の単独例③〕

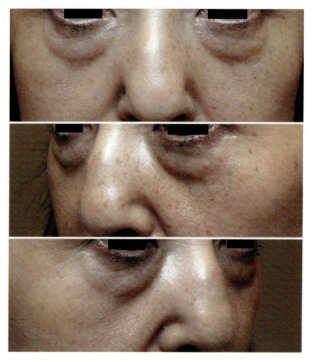

注入前

● **主訴**………目の下のクマとたるみが気になる。

● **アセスメントと治療計画**…

　目の下のクマとたるみも，治療を希望される患者さんがとても多い部位です。ただ，目袋の膨らみが周囲の頬より高い場合は，経結膜下脱脂術やハムラ法などの手術が必要となり，注入処置だけで改善するケースは全体の3割以下の印象です。

　このケースも，50歳代でかなり大きな目袋ですが，中顔面の凹みがメインでしたので，まずはPRPによる注入治療をお勧めしました。

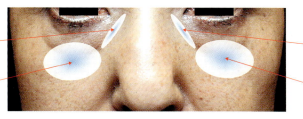

PRP (bFGF 添加) 0.2 ml
(皮下浅層・鋭針 32G)

PRP (bFGF 添加) 1.0 ml
(骨膜上〜皮下・鋭針 32G)

PRP (bFGF 添加) 0.2 ml
(皮下浅層・鋭針 32G)

PRP (bFGF 添加) 1.0 ml
(骨膜上〜皮下・鋭針 32G)

合計：PRP（bFGF 添加）2.4 ml

● **ポイントとなるテクニック…**

　32G鋭針を使用し，支持靭帯を考慮した，リフトアップ効果を有する注入法を応用しています。左のmedial SOOF部から始め，皮膚を引き上げた状態で垂直に骨膜上まで刺入し，骨膜上から皮下に柱を立てるイメージで引きながら注入します。

　medial SOOF, tear trough, palpebromalar groove, midcheek groove（ゴルゴライン）の範囲に，片側6カ所ずつ（1カ所に約0.2ml）で，この症例も深層脂肪と浅層脂肪への注入量の比率は8：2程度です。PRPは塞栓症の危険がないため，瞳孔正中線より内側のtear troughも鋭針で注入します。

　最後に，残存するtear troughに対して，皮下浅層に極少量（0.05ml以下）追加して仕上げます。PRP(bFGF添加)を単独で使用し，右側1.2ml，左側1.2ml，合計で2.4ml注入しています。

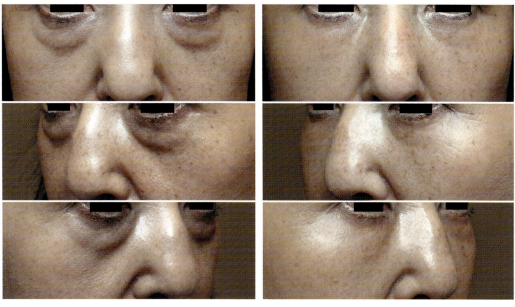

注入前　　　　　　　　　　　　　　　注入後1年2カ月

● **術後評価**…正直，目袋が大きくたるみもあり，注入治療での改善は難しいケースです。

今回も,「まず,注入で80点の仕上がりを目指しましょう」とカウンセリングしています。ただ,予想以上の仕上がりで,思わず「ハムラ法もしましたっけ?」と,患者さんに変な質問をしてしまいました。

【症例❹】45歳,女性〔PRP(bFGF添加)の単独例④〕

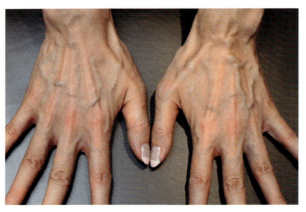

注入前

- **主訴**………手の甲が筋張っていて,血管も浮き出て目立つ。

- **アセスメントと治療計画**…
  「手の甲と首は,年齢を隠せない」といわれています。加齢とともに皮膚と皮下組織は薄くなり,スジや血管が目立ち色調もくすんできます。そこで,コラーゲンやエラスチンなどを活性化させ,毛穴の縮小や美白作用など肌質の改善効果がある,PRPによる注入治療をお勧めしました。

- **ポイントとなるテクニック**…
  　32G鋭針を使用し,針のベベルを下に向け皮膚面に正対する角度で,皮下浅層に約5mm間隔で少量ずつ(0.05ml)注入します。太い皮下血管の部分は,血管に刺さないように,真皮浅層にpuncture法で注入します。
  　PRP(bFGF添加)を単独で使用し,右側4.5ml,左側4.5ml,合計で9.0ml注入しています。3年6カ月後の追加処置では,右側2.4ml,左側3.0ml,合計で5.4ml注入しています。

- **術後評価**…治療後1カ月で,すでに劇的な効果が出ていますが,3年6カ月経過しても効果はほとんど落ちていません。逆に,注入しなかった部分(破線)の毛穴が目立つため,追加注入を行いました。
  　初回から4年6カ月(追加注入から1年)では,柔らかく厚みのある皮

下組織によって，血管やスジが目立たなくなり，毛穴の縮小や美白作用など肌質の改善効果を認めます。

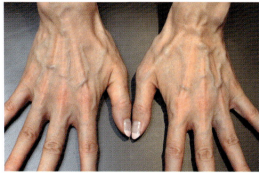
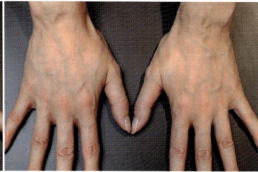

注入前　　　　　　　　　　　　　　注入後1カ月

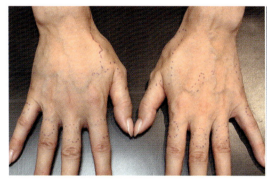
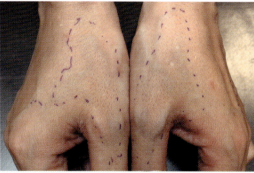

注入後3年6カ月（追加デザイン）

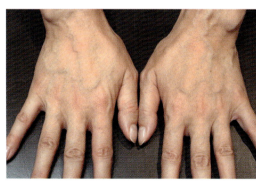
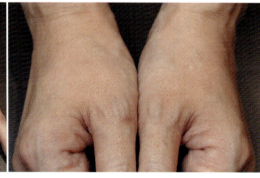

注入後4年6カ月（追加注入後1年）

【症例❺】43歳，女性〔PRP（bFGF添加）の単独長期経過例〕

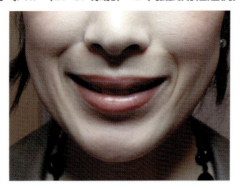

注入前

- ●主訴………口横に入るほうれい線。

- ●アセスメントと治療計画…
　　　　これまで数回，ヒアルロン酸で処置した経験がありますが，より効果と持続性を求めて，当院のPRP（bFGF添加）を希望されました。そこで，最小限の使用量で，口横に入るほうれい線のみを治療し，ヒアルロン酸との違いを実感してもらうことをお勧めしました。

- ●ポイントとなるテクニック…
　　　　32G鋭針を使用し，linear法と，真皮深層に少量ずつ（0.05ml）ドットをつなげるように，PRP（bFGF添加）を単独で，右側0.5ml，左側0.5ml注入しています。

- ●術後評価…海外にお住まいの患者さんで，毎年同じ時期に必ず来院されます。わずか1回の処置で，6年経過しても効果はまったく落ちていません。額，ゴルゴライン，頬など，毎年少しずつ処置されていますが，そちらも良い仕上がりと経過です。
　　　　この治療を始めて10年になりますが，「8年経っても9年経っても，ずっと良い状態が続いています」と，驚かれる患者さんが数多くいます。

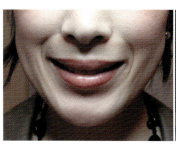
注入前

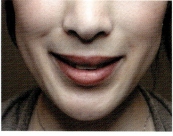
注入後1年

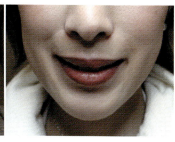
注入後3年

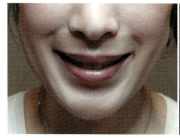
注入後4年

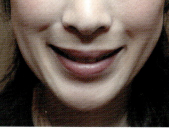
注入後5年

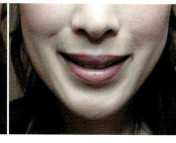
注入後6年

【症例❺】63歳, 女性〔PRP（bFGF添加）とフィラーの併用例（ハイブリッド注入療法）〕

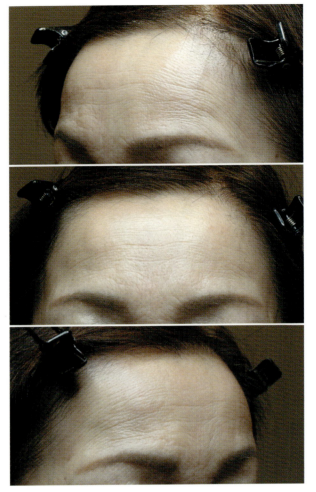

注入前

- **主訴**………額とこめかみの凹み，額のシワ。

- **アセスメントと治療計画（1回目）**…

　　　　額は，加齢による骨吸収と組織の痩せによって，凹み変形が出やすい部位です。こめかみとともに，顔上部の凹凸とボリュームロスは老化の象徴であり，この輪郭の変化は顔全体に弛んだ印象を与えます。また，シワの改善にはボツリヌストキシン注射もありますが，高齢者ほど，瞼が重い，表情が怖いなどの副反応に悩まされます。

　　　　そこで，まず肌質の若返り効果があるPRPの注入治療によって輪郭の変形を補正し，女性らしい丸い額を作るだけでなく萎んだ皮膚を膨らませることで，同時にシワを浅くすることをお勧めしました。

● ポイントとなるテクニック（1回目）…

額は，痛みが強い部位ですので，1％キシロカイン®E（アスペンジャパン社）2ml（0.5mlずつ4カ所）で，滑車上＆眼窩上神経ブロック麻酔を行います。歯科用32G鋭針を使用し，垂直に刺入して骨膜上に約0.05mlずつ，5〜10mm間隔で注入していきます。1カ所ずつ，指で押さえモールディングと止血を行うことが重要です。額全体で，100カ所以上は穿刺注入します。

次に，ヂアミトール®消毒液（健栄製薬社）を浸した綿花を，押し当てるように滑らせ凹凸をならし，最後に，10本の指の腹すべてを使い，微細な凹凸を修正します（処置時間は約30分）。そのため，処置の際に基本的にグローブは使用しません。

PRP（bFGF添加）を単独で，額に4.8ml注入し，20日後に，こめかみに右側1.4ml，左側1.0ml追加注入しています。額とこめかみは，同時に処置をすると目周りが腫れるため，処置の間隔は2週間以上空けています。

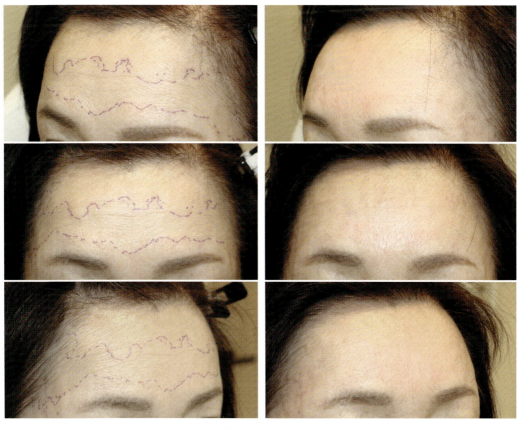

PRP注入後1年3カ月（フィラー注入前デザイン）　　　フィラー注入直後

● アセスメントと治療計画（2回目）…

PRPの注入処置によって，額やこめかみの凹み変形はかなり改善しま

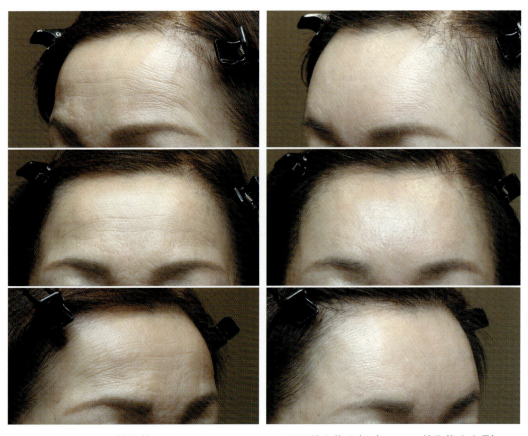

注入前　　　　　　　　　　PRP注入後2年（フィラー注入後8カ月）

したが，残存する微細な凹凸に対して追加処置を希望されました。ただ，特に40歳代以上で，皮膚が薄く，皮下血管が多い場合は，PRPの再注入のみでは微細な凹凸の改善は難しくなります。

そこで，PRP処置から1年3カ月後に，フィラー（ジュビダームビスタ® ボリューマXC：アラガンジャパン社）によって補正処置を行いました。

● ポイントとなるテクニック（2回目）…

アイスパックでクーリングしながら，33G鋭針を使用し（PRPで使用する歯科用32Gは内腔が狭く，ボリューマXCが通らないため），PRPと同様に，垂直に刺入し骨膜上に0.02〜0.05mlずつ，5〜10mm間隔で注入していきます。フィラーの使用量は2.0mlです。

また，PRPとフィラーともに，アラガンジャパン社が提唱する「MD Codes™」（本書234〜248頁参照）を意識し，リフトアップ効果を有する注入法を応用しています。

● 術後評価…もし，この症例に対して，すべてフィラーだけで行う場合には，かなりの本数が必要となり，塞栓症の危険性もあります。ベースとなるPRPは，

患者さん本人の脂肪組織やコラーゲンを増加させるので，数年経過しても効果が落ちません。

2つの優れた治療法を組み合わせた「ハイブリッド注入療法」によって，お互いの欠点を補うだけでなく相乗効果が得られます。また，ボツリヌストキシン注射を少量併用すると，さらに良い仕上がりになります。

【症例❼】32歳，女性〔フィラーの単独例〕

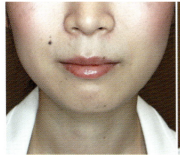 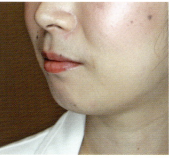 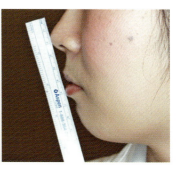

注入前

- **主訴**………アゴが小さくて丸い，シワが気になる。

- **アセスメントと治療計画**…

東洋人における理想的な輪郭は，「逆卵型」や「ハート型」と表現されています。顎に注入して，Eラインを整え理想的な輪郭に近づけることで，逆に小顔効果やリフトアップ効果が得られます。さらに，注入によって特徴的な「梅干しジワ」の改善効果もあります。

鼻や顎の形成には，注入する製剤の硬さが必要ですので，PRPではなくフィラーをお勧めしました。

- **ポイントとなるテクニック**…

アイスパックでクーリングし，1％キシロカイン®E（0.4ml）で刺入部と骨膜上に局所麻酔をします。フィラーに麻酔薬は入っていますが，局所麻酔をした方が処置中と処置後の痛みが軽い印象です。

今回は，ジュビダームビスタ®ボリューマXCを使用し，おとがい下1カ所から，付属の27G鋭針で注入します。親指・示指・中指で3方向をブロックし，骨膜上から皮下の各層と，左右中央の各方向に注入します（動画065参照）。フィラーの使用量は1.0mlです。この症例は，過去に1年おきに計2回，CLEVIEL® CONTOUR（Aestura社，各1ml）の処置を行っています。

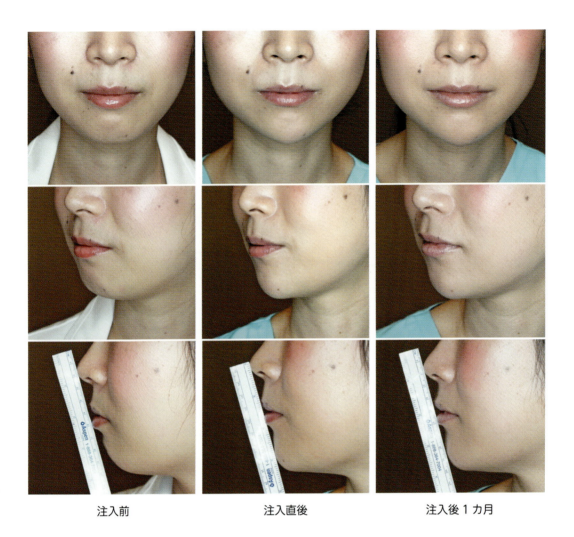

注入前　　　　　　　　　注入直後　　　　　　　　　注入後1カ月

- **術後評価**…この患者さんの希望は，シャープな顎でしたので，このような仕上がりにしています。注入処置については，小顔効果やリフトアップ効果があり，フェイスラインまでシャープに見えます。

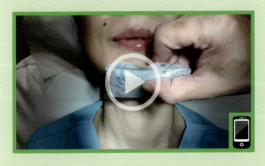

▶ **動画065（63秒）：顎のフィラー注入**

注入したい範囲を右手の指3本のブロックで指定し，顎下1カ所から，骨膜上から皮下の各層に注入します。この際，左手の動きがポイントとなります。それによって，「尖らせたい」「前に出したい」「凹みを改善したい」など，患者さんのご希望に合わせて注入範囲や各層の注入量を調節します。

PRP vs フィラー

▍PRPのメリット・デメリット －フィラーとの比較－

PRP（bFGF添加）のメリット

①PRP（bFGF添加）は，注入した部位の脂肪組織や膠原線維を増殖させるため，数年経過してもその効果が変わりません。
②注入部位のコラーゲンやエラスチンなどを活性化させるため，毛穴の縮小や美白作用など肌質の改善効果があります。
③PRP自体を自分の血液から作成するため，フィラーや脂肪注入では最大のリスクとなる「塞栓症」の心配がありません。
④作成直後～注入時は，血漿と同様の性状（粘稠性など）であり，35G針でも注入が可能です。
⑤PRP（bFGF添加）単独で，皮内，皮下，脂肪層，筋肉内，骨膜上，すべての層に注入可能です。
⑥さらに，あらゆる部位（ほうれい線，マリオネットライン，下眼瞼の小ジワ・凹み，インディアンライン，額，こめかみ，頬，くぼみ目，術後瘢痕・ニキビ痕・水疱瘡による陥凹変形，首の横ジワ・縦小ジワ，手の甲，妊娠線など）の治療が可能です。

PRP（bFGF添加）のデメリット

①最大のデメリットは，脂肪組織や膠原線維の過増殖による異常隆起の可能性です。
②さらに，その反応は数カ月～数年かけて発生します。
③年齢，肌質，部位，レイヤー，注入量，回数（間隔を含む），濃度などによって反応が異なるため，医師の経験値やセンスによって仕上がりは大きく変わります。

▍PRPとフィラーの使い分け・併用

　　　PRPは，顎や鼻筋など，製剤の硬さが必要な部位には不向きです。また，なぜか涙袋や口唇（血流が多い部位？）のボリュームアップにも不向きです。ですから，これらの部位にはフィラー（ヒアルロン酸製剤）を使用しています。

　　　また，症例❻のように，PRPとフィラーを併用した「ハイブリッド注入療法」も行っています。PRPは，特に額やこめかみにおいて，血管の走行に一致して膨らみにくい特徴があります（脂肪組織・膠原線維が少ないため）。大きな凹みは数年経過しても効果が変わらず，塞栓症の心配が

ない「PRPで土台を作り」，微細な凹凸や効果が足りない部分を，最新の「フィラーで補正」することで，お互いの欠点を補い，相乗効果もあります。

起こり得るリスク・副作用－特にPRP－

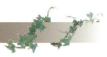

　PRP（bFGF添加）の最大のリスク・副作用は，デメリットでも挙げたように，過増殖による異常隆起です．2008年よりこの治療を開始し，当初はほうれい線のみで，bFGF添加量も20μgと現在の倍量でした．さらに，より効果を求め，短期間に繰り返し処置を行った症例ほど，異常隆起のリスクが高くなります．

　2015年のPRS[1]でわれわれが報告したように（2008～2011年：2,005症例4,819部位，平均治療回数1.33回），異常隆起の発生率は2008年は6%でしたが，注入量や濃度およびインターバルを工夫することで大幅に減少し，2011年は1.5%でした．それ以降は1%未満であり，現在，異常隆起の症例はほぼ発生しておりません．

　また，異常隆起の症例に対しては，ステロイド（ケナコルト®：ブリストル・マイヤーズスクイブ社）局注，外科的処置（脂肪吸引や切除術など），脂肪溶解処置〔輪郭注射®（SIMILDIET社）など〕を行い，長期間の経過を注意深く観察しております．

FOCUS ──1人の術者が責任をもって長期間経過を診る

　PRP（bFGF添加）は，適切に用いれば，他の注入治療では得られない効果や持続性があります．一方で，異常隆起になった場合，その治療は困難を極めます．「この症例の，この部位であれば，数年後の状態は…」というように，最終的な仕上がりを予見する必要性があります．したがって，術者の考え方や症例数は重要なポイントとなります．そして，最も重要なことは，「1人の術者が，責任をもって長期間その経過を診ること」です．

　経験豊富でセンスのある医師が慎重に行えば，本当に素晴らしい治療法だと考えています．

文献
1) Kamakura T, Kataoka J, Maeda K, et al: Platelet-richi plasma with basic fibroblast growth factor for treatment of wrinkles and depressed areas of the skin. Plast Reconstr Surg 136: 931-939, 2015

エディターズコメント

私のポイント17：PRPとフィラー注入

　bFGF添加PRP注入は，うまくいくと素晴らしい治療結果が得られますが，副作用として一番問題となるのが過剰膨隆です。医師の間でもbFGF添加については賛否が二分しています。何を隠そう，私自身も10年近く前に注入したbFGF添加PRPによる副作用にいまだに悩まされている患者の一人です。過剰膨隆のリスクは，添加するbFGFの濃度を下げることによってかなり減少すると思われますが，いずれにしてもフィラー注入と比べてコントロールが難しく，経験と熟練した注入技術を必要とします。

　本項著者の前多先生は，非常に多くの症例経験と優れた注入技術をおもちなので，この治療によって素晴らしい結果を出しておられますが，見よう見まねでの施術は非常にリスクが高いと思います。また，効果が長期維持されることは長所でもありますが，もっと長い目で見た時に，bFGFで増殖した皮下組織が顔全体にどのような影響を及ぼしてくるのか，非常に気になるところです。【岩城佳津美】

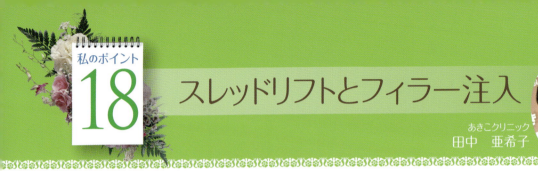

私のポイント 18 スレッドリフトとフィラー注入

あきこクリニック
田中　亜希子

はじめに

　美容医療を受ける患者数は増えていますが，「切る」手術を受ける患者数は徐々に減っています．低侵襲でダウンタイムが短い治療を望む患者が多くなり，たるみ治療はフェイスリフトよりもスレッドリフトが主流になってきました．
　本稿では，スレッドリフトの挿入の仕方や合併症について，またスレッドリフトを使用した患者満足度を上げるためのフィラー注入とのコンビネーション治療について詳しく説明していきます．

症例

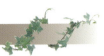

　モニター症例2例は39歳女性と68歳女性ですが，この2人は親子です．親子だと，基本的な顔の骨格などが非常に似ているので，加齢による変化がわかりやすいと思います．

【症例①】39歳，女性

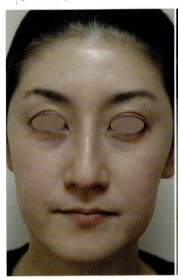
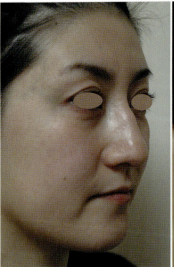
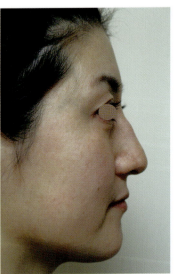

治療前

● **主訴**………フェイスラインのたるみ，男性的に見える額の凹凸

● **アセスメントと治療計画…**

　フェイスラインのたるみに対しては，スレッドリフトによる脂肪（inferior jowl compartment）の位置移動を行います。また，mid cheekにボリュームを出し，頬の位置を高くするためにスレッドリフトによる脂肪（medial cheek compartment）の位置移動を行います。額の凹凸に対しては，前頭筋下に幅広くヒアルロン酸を注入することで改善を図ります。

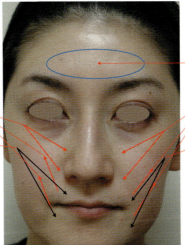
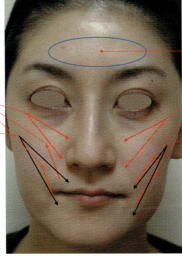
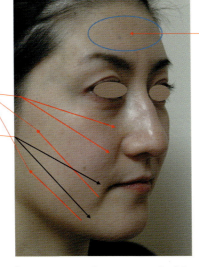

　ポリカプロラクトン（以下，PCL）製のカニューレコグタイプのスレッド（VOVlift™ Premium：Jworld社）を，頬骨上からほうれい線の上に向けて片側2本，耳珠の前から口横に向けて片側2本，口横から頬骨の下に向けて片側2本挿入しました。両側で合計12本のスレッドを使用しました。また，額の陥凹に対してジュビダームビスタ® ボリューマXC（アラガンジャパン社）を骨膜上に2ml注入しました。

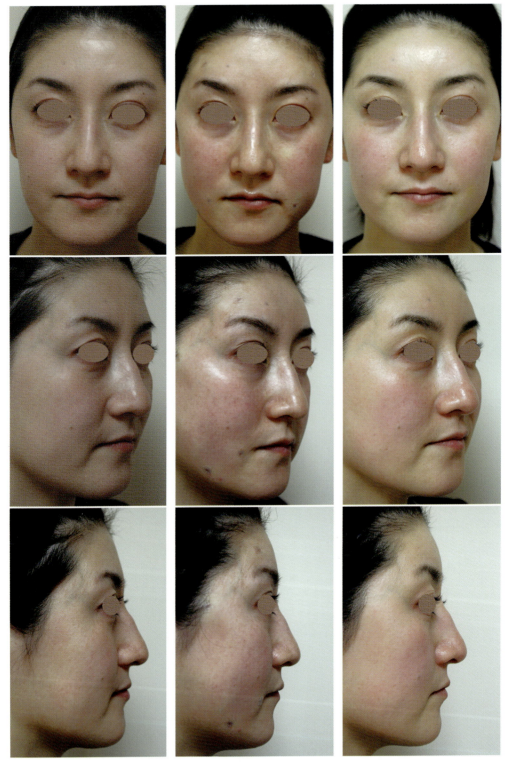

治療前　　　　　　　　施術直後　　　　　　　施術後 2 週間

● **ポイントとなるテクニック…**

　スレッドの刺入部には，30G鋭針で1％キシロカイン®E（アスペンジャパン社）を1部位につき0.5ml程度注入します。刺入部には18Gで穴を開けて，23Gカニューレ針で0.5％キシロカイン®Eをスレッドの通り道に0.5mlずつ注入します。

　スレッドを挿入する際は，fat padを移動するイメージで皮下脂肪層に挿入します。皮下の浅めの層にスレッドを挿入した方が効果は高いのですが，浅すぎると，えくぼ状のへこみを作ってしまうので，適度な深さに挿入します。

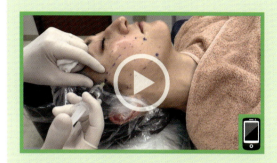

▶ 動画066（59秒）：局所麻酔

　糸の刺入部に1％キシロカイン®Eで局所麻酔を行い，18G針で穴を開けて，23Gカニューレ針を用いて0.5％キシロカイン®Eでスレッドの通り道に局所麻酔を行いました。

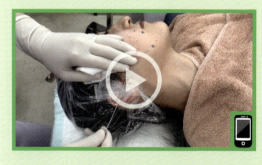

▶ 動画067（54秒）：顔のスレッド挿入

　VOVlift™ Premium100mmを，耳珠の前から口横のもたつきに向けて片側2本ずつ4本挿入しました。挿入する際は皮膚を頭側に引き上げながら挿入し，針を抜く時には皮膚を耳珠方向に引き上げながら抜きます。

　次に，VOVlift™ Premium60mmを頬骨上からほうれい線に向けて片側2本ずつ4本挿入しました。皮下の浅い層に糸を挿入するとmid cheek groove（通称，ゴルゴライン）が深くなってしまいますので，皮下の深い層に挿入します。針を抜く際には斜め上方に引き上げるように皮膚を引っ張りながら抜きます。

　さらに，VOVlift™ Premium60mmを口横のもたつきから頬骨の方向に向けて，下から上に片側2本ずつ4本挿入しました。糸を挿入する際には上方に皮膚を引き上げながら挿入し，針を抜く時にはその状態を保持したまま抜きます。針穴からはみ出している余剰のスレッドは，1本ずつ丁寧に真皮縫合の糸を切る時のように切ります。

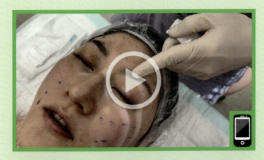

▶ 動画068（59秒）：眼窩上神経ブロック

眼窩上神経を1％キシロカイン®1mlでブロック麻酔し，カニューレ針の入口を1％キシロカイン®E0.5mlで局所麻酔します。

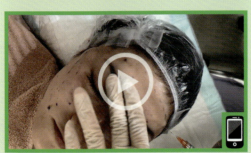

▶ 動画069（20秒）：前頭筋下へのヒアルロン酸注入

23G針で穴を開けて，25Gカニューレ針を用いて前頭筋下骨膜上にジュビダームビスタ®ボリューマXCを額全体で2ml注入しました。

確実に前頭筋下にカニューレを挿入するためには，まず垂直にカニューレを挿入して骨膜に当ててから方向転換して骨膜上を滑らせます。前頭筋下に入っているかどうかは，カニューレの断端を上げてみて，針先が浮いてこないことを確認します。針先が浮いてくる時は前頭筋上にカニューレが入ってしまっているので，いったん抜いて入れ直します。

注入しながら左手で慣らしていくと，凹凸がなく滑らかに注入することができます。注入後はマッサージをしてきれいな丸いおでこを作ります。

●**術後評価**…スレッドリフトによりフェイスラインがスッキリとし，mid cheekの位置が高くなることで中顔面がコンパクトになり，顔が小さく見えるようになりました。額へのヒアルロン酸注入により，ゴツゴツとしていた額が丸くなり，女性らしい丸みのある額になりました。

コンビネーション治療によって，全体的にゴツゴツとした男性的だった輪郭が，女性らしい逆卵型の輪郭に近付きました。

【症例❷】68歳，女性

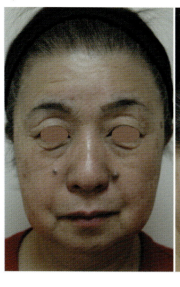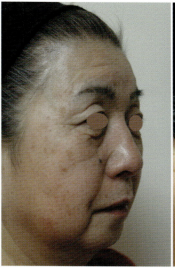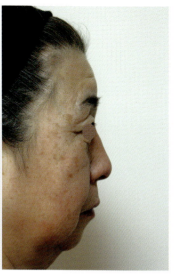

治療前

- **主訴**…ほうれい線のシワ，フェイスラインのたるみ

- **アセスメントと治療計画**…
　　　　顎下のたるみによりフェイスラインが曖昧になっているので，顎下にシルエットソフト®16コーン（シンクレア社）を2本挿入してフェイスラインをしっかりと出します。また，ほうれい線を浅くするために，側頭部より頭側にZ-リフトで引き上げを行います。口横のもたつきを解消するために，耳珠の前から口横を引き上げるとともに，下から上にも糸を挿入します。どちらかだけを行う場合は，下から上への挿入を優先する方が効果が高いです。
　　スレッドを挿入しても解消されないゴルゴラインに対しては，フィラー注入も併用します。加齢による顎のラインの後退もありますので，顎にもフィラーを注入します。

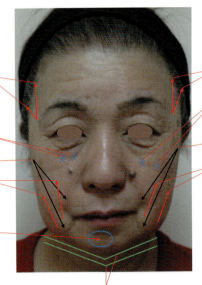

私のポイント 18：スレッドリフトとフィラー注入

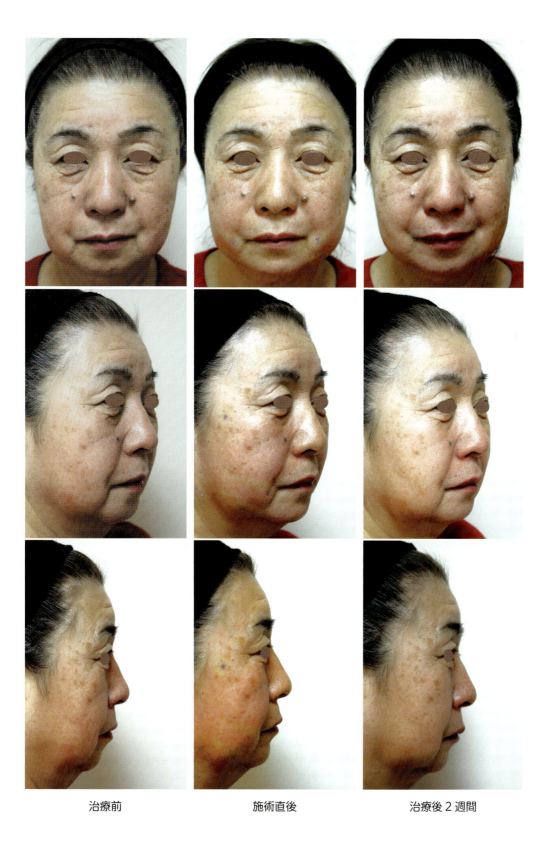

治療前　　　　　　　　施術直後　　　　　　　治療後 2 週間

● **ポイントとなるテクニック…**

　スレッドの刺入部には，30G鋭針で1%キシロカイン®Eを1部位につき0.5ml程度注入します．刺入部には18Gで穴を開けて，23Gカニューレ針で0.5%キシロカイン®Eをスレッドの通り道に0.5mlずつ注入します．

　顎下にスレッドを挿入する際には，広頸筋の上を滑らせるように挿入します．

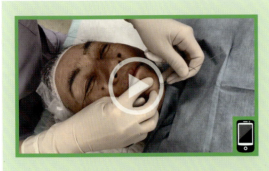

▶ 動画070（58秒）：顎下のスレッド挿入

　症例❶と同様に麻酔した後，顎下中心部の刺入点より，シルエットソフト16コーンを2本，広頸筋の上の層に挿入しました．刺出する際は18G針のキャップをカバーとして使用すると，針刺し予防となって安全です．2本の糸の挿入が終了してから皮下脂肪層を移動させます．

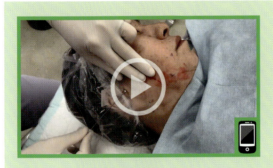

▶ 動画071（43秒）：顔のスレッド挿入

　耳珠の前から口横に向かって糸を挿入する際には，皮膚を頭側に引き上げて挿入し，針を抜く際には耳珠の方向に皮膚を引き上げながら抜きます．

　口横から頬骨の下に向かって下から上に糸を挿入する際には，引き上げたい方向に皮膚を引きながら挿入し，針を抜く際には引き上げた状態を保持するように抜きます．

　側頭部から頭側に向かって糸を挿入する際には，側頭部からヘアーラインまでは皮下浅め（浅側頭筋膜上）を滑らせるように糸を挿入し，ヘアーラインを越えたら深く挿入するのがポイントです．

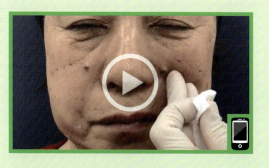

▶ 動画072（45秒）：ゴルゴラインへのヒアルロン酸注入

スレッドを挿入しても消えないゴルゴラインに対しては，ジュビダームビスタ®ボリューマXCを片側0.3mlずつ骨膜上に注入しました。瞳孔正中線より少し外側のポイントに0.15mlを骨膜上にボーラス法で注入し，さらに少し外側にタワーテクニック（骨膜上とそれより浅層の2層に注入するテクニック）で0.15ml注入します。

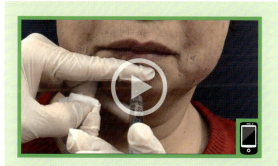

▶ 動画073（30秒）：顎へのヒアルロン酸注入

ジュビダームビスタ®ボリューマXCを0.4ml，顎を前に出すように骨膜上に注入しました。患者にのけぞるように顎を上げてもらい，皮膚を思いきり引き上げて真下から27Gの針を根元まで，このまま骨を感じながら刺入し，0.1ml注入してから少し針を抜いて0.05ml注入します。

この注入方法によって顎下の皮膚を前にローテーションしてから，顎を引いてもらって前方から顎を前に出すように0.25ml注入します。この際，ヒアルロン酸が上方に拡散しないように左手で皮膚を押し下げるように抑えながら注入するのがポイントです。

● **術後評価**…顎下へのスレッドの挿入により，首との間が曖昧になっていたフェイスラインがはっきりとしました。顔へのスレッドリフトとヒアルロン酸注入とのコンビネーションにより，mid cheekが高くなって中顔面の間延びした感じがなくなり，顔が小さく見えるようになるとともに，目の下のたるみも目立たなくなり，法令線も目立たなくなりました。顎へのヒアルロン酸注入により横顔が美しくなりました。

スレッドリフトとフィラー注入併用のメリット・デメリット

メリット

　加齢による骨萎縮や皮下組織のボリュームロスに対してはスレッドリフトのみで改善することが難しく，フィラー注入が必要であり，脂肪の位置の下垂については，スレッドリフトによる脂肪の位置移動が必須です。スレッドリフトとフィラー注入を併用することによって，自然な仕上がりが得られます。

デメリット

　「スレッドのみ」「フィラー注入のみ」の治療にはそれぞれ限界があり，両者を併用することによるデメリットというのは特にないと思います。

どちらの施術を先に行うべきか？

　理想としては，まずスレッドリフトによる脂肪の位置移動を行ったうえで，それでも残ってしまうボリュームロスやシワに対してフィラー注入を行うというのが最良だと思います。骨委縮に対してフィラー注入を行う場合には，先にフィラー注入を行っても特に問題はありません。

吸収糸と非吸収糸の比較

吸収糸のメリット

　最終的に完全吸収されるため，体内に異物が残らないので安全です。また，患者心理としても異物が残らない安心感があると思います。また，スレッドを挿入すると，自身のコラーゲン生成が促進されるため，定期的にスレッド挿入を行うことで，常に肌にハリと潤いをもたらすことができます。

吸収糸のデメリット

　スレッドが吸収されてしまうと効果が減弱してしまいます。特にポリジオキサノン（以下，PDO）製のスレッドは，溶け出しが5カ月と非常に早いです。ポリ乳酸（PLA）は溶け出しが18カ月〜，PCLは溶け出しが24カ月〜なので，PDOと比べると引き上げ効果およびコラーゲン生成の効果の持続期間は長いです。

非吸収糸のメリット

　スレッドが溶けないため，効果の持続期間は吸収糸よりも長いですが，

永久ではありません。スプリングスレッド(シリコン製の伸縮性のある糸)などは伸縮性があるため，顔の表情に引き攣れが生じにくいです。

非吸収糸のデメリット

―生体の中に異物が残るため，一生感染リスクを抱えることになります。患者心理的に，異物が体の中に残ることを受け入れられない場合があります。

スレッドリフトで起こり得るトラブルと対処法

感染

糸の刺入部からの毛髪の埋入によるものがほとんどです。刺入部周辺の髪の毛を剃毛したり，毛髪が埋入しないように髪の毛をまとめるなどの工夫により，ほぼ予防することが可能です。

感染を起こしてしまった時には，抗生剤の内服・点滴なども行いますが，感染源となっている糸を抜去することが最も重要です。著者自身の経験では，吸収糸による感染は1例のみですが，非吸収糸（スプリングスレッド）による感染は10例程度ありました。

凹凸

引き上げ力が強いスレッドほど，一時的な皮膚の凹凸ができる可能性があります。ほとんどの凹凸は時間経過とともに自然に軽快しますが，時間が経過しても凹凸が残る場合は，スレッドを挿入する層が浅すぎる可能性があります。

凹凸に対する対処法は，術直後ならば凹凸部分を経皮的にマッサージし，原因となる部分のコグを外すことで簡単に解消することができます。術後1カ月以上経過している場合は，コグを外すことは難しいので，凹んでいる部分にフィラーを注入して膨らませるなどの処置が必要です。

最も有用だと思われるスレッドの種類

シルエットソフト8コーン・12コーン・16コーン

PLLA製の糸と立体コーンにより，360°の周辺組織にコラーゲン生成を促すことができるため，引き上げ力は最も高いと思います。特に著者が最重要視する顎下のリフトアップに関しては，この糸が最も有用です。しかし，引き上げ力が強いために刺入部に凹凸ができやすいことと，鋭針を使用しているために患部の内出血リスクがあるため，ある程度のダウンタ

イム期間が必要です（図1）。

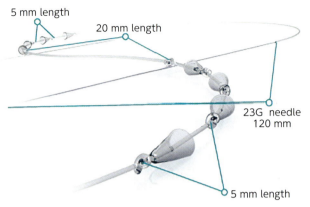

図1　シルエットソフト8コーン

🌿 Z-リフト（正式名称：MEDI PLA 360° Spiral Cog 19G100mm・60mm：MEDWIRE社），PCL-VOVリフト™（正式名称：VOV lift™ Premium 18G100mm・19G60mm）

　　　　Z-リフトはPLA製のカニューレコグ糸で，10cmのものと6cmのものがあります。PCL-VOVリフト™はPCL製のカニューレコグ糸で，こちらも10cmのものと6cmのものがあります。どちらも引き上げ力が強く，長さのバリエーションがあるため，さまざまな挿入方法を行うことができます。

　　　　Z-リフトは18カ月後から徐々に糸が溶け始めて，完全吸収までは約2年です。PCL-VOVリフト™は24カ月後から徐々に糸が溶け始めて，完全吸収までは約3年です。糸の溶け出しが早いPDO製のスレッドと比べて，効果の持続期間が長く，患者満足度は高いと思います（図2, 3）

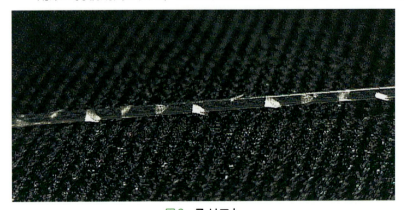

図2　Z-リフト

VOVlift Premium Product Pictures

Product Pictures

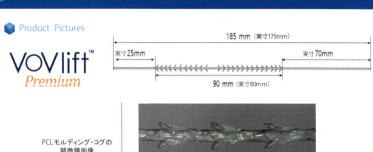

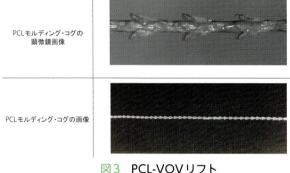

図3 PCL-VOVリフト

患者満足度の高いスレッドリフトを行うために必要なこと

　人というのは，まず輪郭を見て美しさを判断しているので，どの年代でも美しい輪郭（女性の場合は逆卵型）を維持することが重要です。美しい輪郭を維持するためには，

①なるべく若い時（まだ輪郭が崩れていない時）からフィラー注入やスレッドリフトを行って，靱帯が伸び切ってしまうのを予防することが大切です。

②顎下へのスレッドの挿入が非常に有効です。他部位にスレッドを挿入するのと比べて，顎下への挿入は少し難しいですが，是非習得しておきたいところです。

　どんな施術においても，施術前の説明が大変重要です。スレッドリフトの施術前説明では次のようなことを伝えておくとよいと思います。

①自然な仕上がりですが，そのかわり極端なリフトアップ効果は望むことができません。

②たるみ取りとシワ取りは似て非なるものなので，スレッドリフトですべてのシワがなくなるわけではありません。術後1カ月の再診時に，ボツリヌストキシン製剤やヒアルロン酸注入などの注入系や，細かいシワに

191

対してRFやIPLなどの照射系の治療をお勧めすることもあります。

③糸が完全に吸収された後は，まったく元の状態に戻るわけではなく，3歩進んで2歩下がるイメージです。半年〜1年に1度の定期的なメンテナンスをお勧めします。

④施術後1週間くらいは，笑った時や大きく口を開けた時に痛みがあります。ご自分で触る時にも，施術後1週間は優しく触っていただき，エステ，マッサージ，美顔器，レーザー照射などは施術後1カ月以降にして下さい。

⑤施術の効果は，施術直後からわかりますが，糸の周りにご自身のコラーゲンが生成されて肌にハリが出てくるのは施術後2〜3カ月です。

もちろんほかの施術と同様に，腫れや内出血などの可能性やその期間についての説明も必要です。

日本人は引き上げ力の強い糸でなるべく少ない本数で効果を出そうとしますが，やはりある程度多い本数を使用して面で上げた方がより良い効果が出せます。使用できる本数が限られている時には，まずどこの部分を引き上げるのがその患者にとって最も効果的なのか，優先順位を考えることが重要です。

FOCUS ──私の手技・主義

スレッドリフト単独で出せる効果は非常にマイルドですが，ダウンタイムが短く他人に気づかれない自然な変化を望む患者が多数います。また，加齢による骨萎縮に対しては，手術で改善することは難しく，フィラー注入が有効です。

スレッドリフトとフィラー注入を組み合わせることによってさまざまな加齢変化を改善することができます。写真で見られる変化よりも実際の患者さんの満足度は非常に高く，一度施術を受けた方のほとんどがリピーターになります。コンビネーション治療を行うことと，事前の説明が重要です。

私のポイント18：スレッドリフトとフィラー注入

　フィラー注入とスレッドリフトは，どちらを先に施術するのか？　あるいは同時に行うのか？　意見が分かれるところです。私は，フィラー注入を先に行い，さらにリフトアップを望まれる患者さんに対してスレッドリフトを併用しています。田中先生のご意見と同じく，非吸収性の糸は使用を避けるべきだと思います。リフトする力はずっと続くわけではなく，無駄に体内に異物を残存させてしまうだけです。【岩城佳津美】

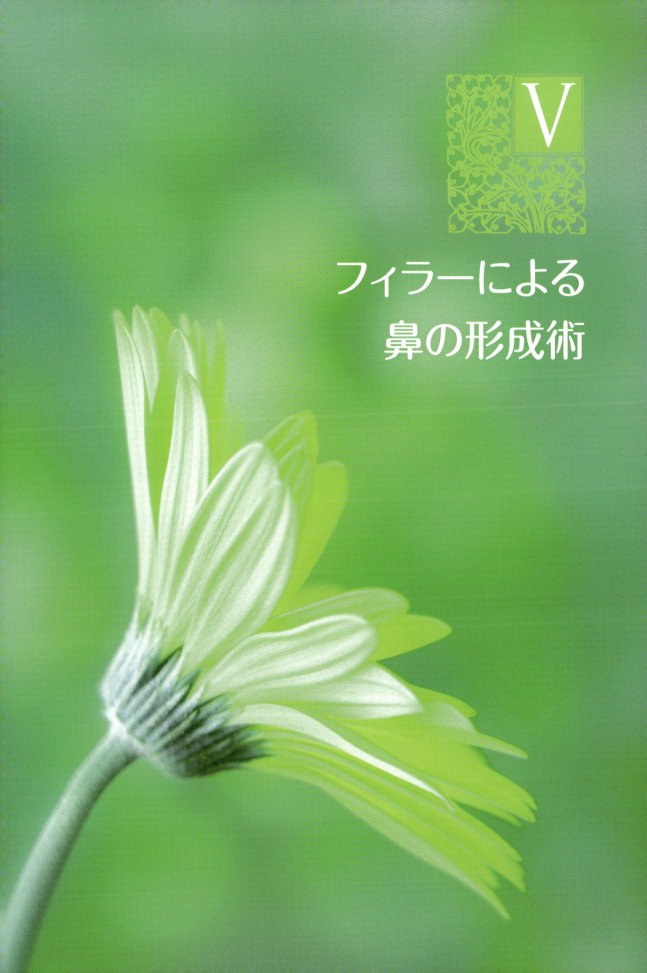

V

フィラーによる鼻の形成術

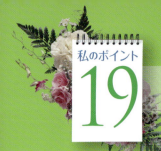
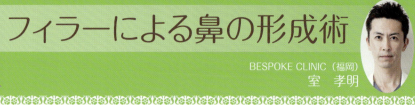

私のポイント 19 フィラーによる鼻の形成術

BESPOKE CLINIC（福岡）
室　孝明

はじめに

　鼻へのヒアルロン酸注入は効果がわかりやすく，患者満足を得やすい治療です。また，手術前のシミュレーションとしても非常に有効な方法です。しかし，診療の現場では，頻回の注入による太い鼻筋や自然なバランスが崩れた症例にも遭遇します。また，塞栓による失明事故や皮膚壊死など，他部位への注入と比較してリスクの高い治療でもあります。
　「甘い果実には毒がある」ことを実践しないためにも，鼻の解剖を熟知し，患者さんの訴えを傾聴して適応を見極める必要があります。

症例

【症例❶】23歳，女性

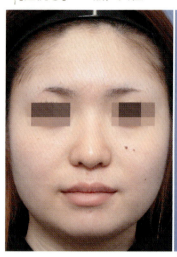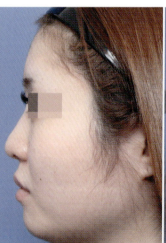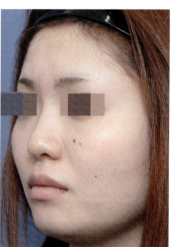

注入前

- **主訴**………平坦な顔貌を改善したい

- **アセスメントと治療計画**…
　日本人に多い，鼻の上1/2が小さく，下1/2が大きい（または大きく見える）症例です。正面像では顔全体に対して鼻筋が低く短く見えます。斜位・側面像では，さほど鼻筋は低く見えません。顔面骨格が平坦で，下顎が少し後退しているため口元が出て見えます。

通常は，鼻長を変えずに全体的に高さを出すために眉間部から鼻背部にかけて注入しますが，この症例は眉間部への注入は行わず，鼻背部・鼻尖部・鼻柱部への注入を行うことで鼻長を長くして短鼻を改善することにしました。

ただし，鼻背部のみに注入すると鼻根部（見た目のナジオン）が上がり，鼻の重心も上がってしまいます。鼻の重心が上がると，口元がさらに目立つので注意が必要です。鼻の重心が上がらないように，尾側方向，つまり鼻柱部への注入も併せて行うことにしました。

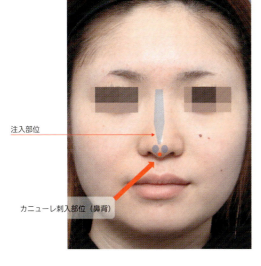
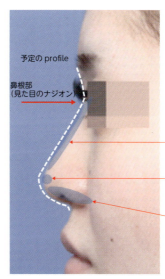
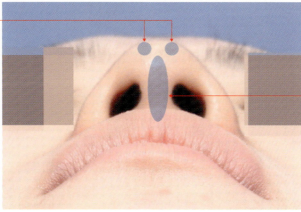

合計：ヒアルロン酸 0.8 ml

アセスメント

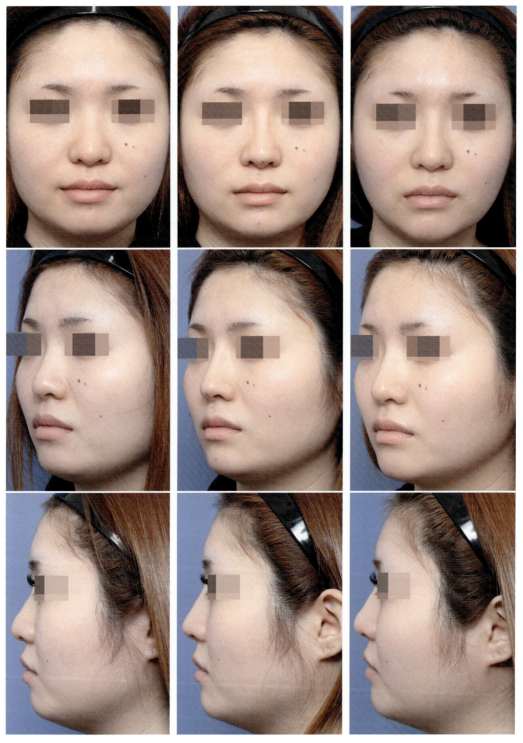

注入前　　　　　　　　注入直後　　　　　　　注入後1カ月

- **使用製剤**…ヒアルロン酸
    - 製剤A：CLEVIEL CONTOUR® (Aestura社)
    - 製剤B：STYLAGE® XXL (Vivacy社)

- **ポイントとなるテクニック**………

　　鼻孔が横に広がっているこのようなタイプに対して鼻尖部のみにヒアルロン酸注入を行うと，鼻尖の厚みばかりが増して，さらに厚ぼったく見えてしまいます。治療計画を立てる段階から仰角位を確認して，鼻尖部と鼻柱部のバランスを考慮する必要があります。

- **術後評価**…鼻長を頭尾側ともに長くしたことで，顔が引き締まった感じになり全体的なバランスが改善しました。鼻の重心を変えなかったことで，鼻の下が長く見えたり口元が強調されることもありません（おとがい部へのヒアルロン酸注入およびフェイスラインへの脂肪溶解注射も同時に施行）。

　　斜位でも，鼻の立体感が得られたことによる小顔効果が認められます。鼻尖部・鼻柱部への注入により，鼻唇角が90°に近づき，Eラインが改善しています。相対的に口元が目立たなくなっているのがわかります。

　　1カ月後には注入直後と比較するとやや後戻りを認めますが，鼻尖部とともに鼻柱部に注入したことで鼻孔が縦長になり，厚ぼったい鼻全体の形態が改善していることがわかります。

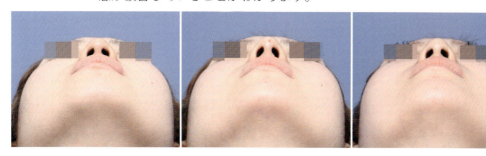

注入前　　　　　　　　　注入直後　　　　　　　　注入後1カ月

【症例❷】25歳，女性

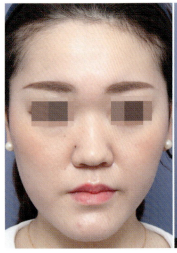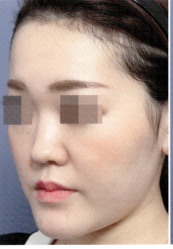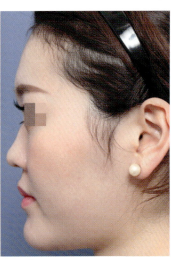

注入前

- **主訴**………低い鼻を改善したい

- **アセスメントと治療計画**…

　　　　中顔面が後退して凹んで見える典型的な症例です。鼻が短く低いことで，前額・頬・顎が張り出して顔が大きく見え，口元から顎にかけての印象も強く感じます。目隠しが入っているためわかりづらいですが，内眼角間距離がやや狭いため，鼻筋を高くすると目が寄って見える可能性があります。顔面非対称（右＞左）があり，マイルドな斜鼻を認めます。

　　面長で顎の印象が強いタイプに対して，鼻筋を通すために鼻背部にのみヒアルロン酸注入を行うと，鼻ばかりか顔全体がさらに長く見えて男性的な印象が強まります。また，本症例のように眉間部から鼻根部にかけて陥凹が目立つ鼻に対して鼻筋だけを通すと，自然なラインにならず「何かが入っている」感がでてしまいます。

　　さらに，内眼角間距離が狭いことも治療を難しくしています。今回は自然で女性的なラインが出るように，かつ斜鼻が目立たない程度に，眉間部から鼻尖部まで控えめに注入しました。

- **使用製剤**…ヒアルロン酸
  　製剤A：CLEVIEL CONTOUR®（Aestura社）

- **ポイントとなるテクニック**………

　　　　①鼻根部（見た目のナジオン）の位置を変えないこと，②鼻根部が細くなりすぎないように全体的に高さを出すこと，そして③アップノーズを避

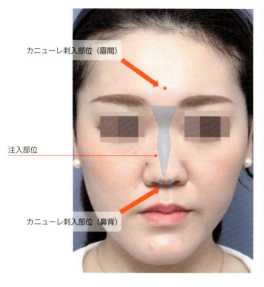
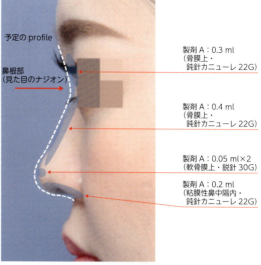
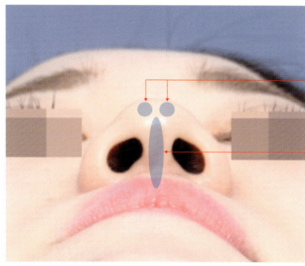

合計：ヒアルロン酸 1 ml

アセスメント

けるため鼻柱基部への注入は全体のバランスを見て最後に行うこと，に留意して，斜鼻の悪化を招かないよう慎重に注入しました。

　鼻尖部への注入は片側0.05ml以下が基本です。鼻翼軟骨の支持性などにもよりますが，欲張って量を増やせば，鼻尖部全体が膨らんで不満足な結果を招きます。この症例は鼻の皮膚が硬く伸展性に乏しいタイプなので，支持力の強いCLEVIEL CONTOUR®を鼻柱部にも使用しました。

● **術後評価**…正面では，やや鼻筋が通ってホリができたこと，および鼻柱がわずかに下がっていることがわかります。斜位では，鼻唇角（鼻柱と上口唇のなす角度）が改善したことで口元が目立たなくなっていることがわかります。眉

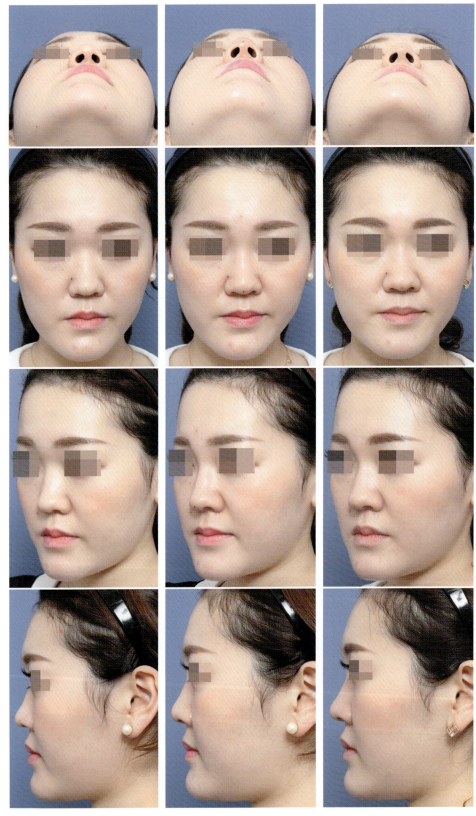

注入前　　　　　　　　　注入直後　　　　　　　　注入後 1 カ月

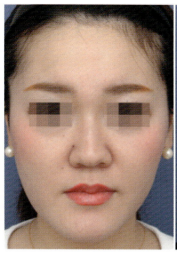
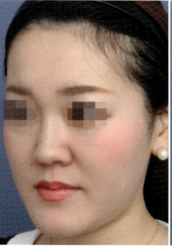
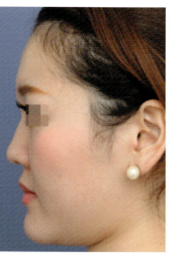

注入後3カ月（追加注入直後）

間から鼻背にかけて控えめに注入したことで，男性的な強い印象を避けることができました．中顔面が後退している場合には，鼻長を変えず，眉間から鼻柱まで全体的に前方へ出すことで，女性的な印象を損なうことなく立体感や小顔効果を得ることができます．

　1カ月後でも鼻尖高が維持され，より女性的な可愛らしい雰囲気になっています．鼻尖の高さと鼻柱の長さは1カ月後も保たれています．

　初回注入から3カ月後，ご本人の承諾を得たうえで，眉間から鼻背にかけてCLEVIEL CONTOUR®0.8mlを追加注入しました．確かに立体感は増したものの，男性的な強い印象も増したように感じます．鼻のヒアルロン酸注入は手軽に鼻が高くなる一方で，患者さん本人の印象も簡単に変化します．注入後を正確にイメージして患者さんと共有することが，クレームを防ぐ唯一の手段です．

鼻の解剖

外鼻の組織層

外鼻は，①皮膚，②表在脂肪層，③線維筋層，④深部脂肪層，⑤骨膜（軟骨膜）の5層で構成されています（図1）。さらに眉間部から鼻根部にかけては鼻根筋が走行し，鼻背上部に比べて鼻背下部の皮膚自体が厚いことなどから，外鼻の厚みは部位によって異なっています。

鼻骨に支えられた眉間から鼻背上部まではヒアルロン酸の効果が得やすく，軟骨に支えられた鼻背下部〜鼻尖にかけては効果が出しづらい傾向にあります。安全にヒアルロン酸注入を行うためには，脈管走行の少ない深部脂肪層〜骨膜（軟骨膜）上に注入する必要がありますが，針先の深さや位置を正確に把握することは不可能なだけでなく，注入歴のある患者さんの場合は過去のヒアルロン酸により動静脈が圧排されて血管の走行が変わっているため，鋭針での注入は避けるべきです。

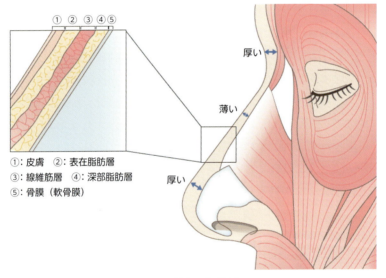

図1　外鼻の組織層

外鼻周囲の表情筋

外鼻は表情筋（鼻根筋，鼻筋横部，上唇鼻翼挙筋，鼻中隔下制筋など）の影響を常に受けています。笑ったり口を開けるたびに鼻背や鼻尖が圧迫されるため，特に鼻背下部から鼻尖にかけてはヒアルロン酸の効果が出しづらく，周囲に流れやすい傾向があります（図2）。

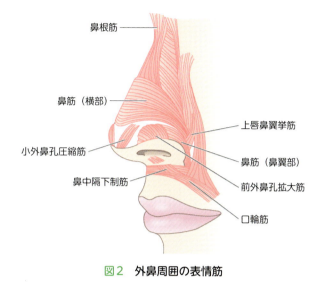

図2 外鼻周囲の表情筋

外鼻の血管走行

　外鼻の血管はおおむね表在脂肪層～線維筋層間を走行し，末梢血管の分枝はバラエティに富んだ網状構造をなしています（図3）。手術の現場では，血管径が0.6～0.8mm程度の動静脈に頻繁に遭遇します（参考値：27G鈍針カニューレ径0.4mm）（図4）。

　動脈塞栓によるトラブルには，1本の動脈のみが閉塞して起こる場合と，網状構造の一部または全体が閉塞して起こる場合があるといわれており，特に眼動脈分枝の鼻背動脈の血管支配領域への注入は注意して行う必要があります。

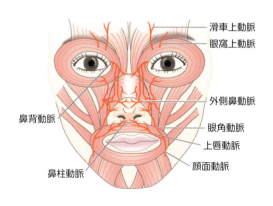

図3 外鼻の血管走行

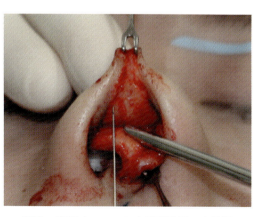

図4 27Gカニューレと鼻背動脈の血管径

鼻のデザイン

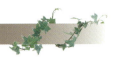

　鼻には「顔全体の印象や雰囲気をつくる」という特性があります。鼻が長ければ，面長に見えたり老けて見えたり，男性的に感じることもあります。また鼻が短ければ，若々しく見える反面，顔が大きく見えるか，口元が目立つこともあります。普段は無意識に感じることですから，「鼻が原因で顔が大きく見えている」などとは誰も考えません。しかし，ヒアルロン酸注入によって顔全体のバランスが悪い方向に変わってしまえば，鼻は高くなったにもかかわらず違和感が目立つことになり，患者さんに喜ばれることはありません。誰かにチクリとその違和感を指摘されてしまうからです。

　自然で美しい鼻をデザインするためには，①顔全体と鼻のバランス，②鼻の形態，③患者さんを取り巻く環境，などを考慮する必要があり，時に患者教育が必要なこともあります。

顔全体と鼻のバランス・形態

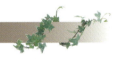

顔全体と鼻のバランス

- **顔面輪郭**……顔面縦横比は鼻長を考えるうえで最も大切な要素です。一般的には顔面長の1/3，顔面幅の1/5程度に鼻が収まっていることが1つの目安になっています（図5）。ただし，患者さんの希望するイメージや元々の輪郭に合わせて，多少違ってもよいと思います。ヒアルロン酸を注入したことで患者さんの希望が叶えられ，なおかつ全体のバランスが改善することが理

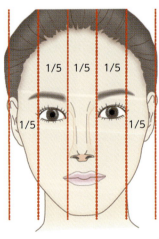 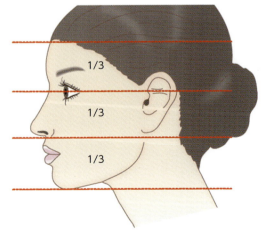

図5　基準となる顔面分割

想です。

　例えば低短鼻は鼻のヒアルロン酸注入の良い適応ですが，鼻の高さを出すことに加えて，鼻根部（見た目のナジオン）と鼻柱基部の位置を調節することで，鼻長や顔全体とのバランスを調節することが可能です（図6）。

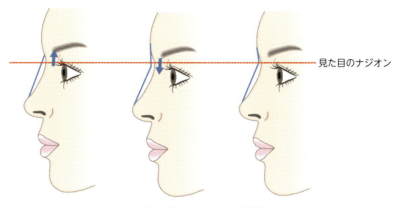

(a) 見た目のナジオンの調節

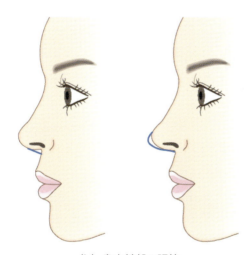

(b) 鼻中基部の調節

図6　鼻長の調節

● **内眼角間距離…**

　　　両目頭間の距離が近い場合はクレームになりやすいので注意が必要です。患者さんの希望や側貌にもよりますが，目が寄って見えるのを恐れて極端に細い鼻筋を形成しないようにする必要があります。

　残念ながら，このタイプでは眉間から鼻背にかけての高い鼻筋の形成はすべきではありません。ナジオンの位置を下げて，控えめに高さを調整するなどの工夫が必要です（図7）。

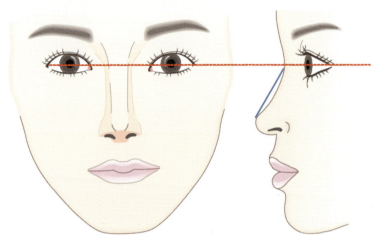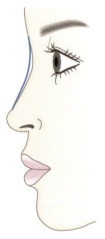

①鼻根部を避けて注入　　②全体的に控え目に注入

図7　内眼角間距離が短い症例に対する注入デザイン

- **側貌**………正面像での改善を希望する患者さんの多くは，側貌の違和感を他人に指摘されるまで自身の横顔についてさほど意識していないように思います．正面像の見た目を患者さんの希望に近づける一方で，医師はより自然な側貌を心がけることが良い信頼関係につながります（図8）．

　側貌は大きく3つに分類されます．中顔面が陥凹して窪んで見えるタイプは鼻を高くしたい患者さんに多く，normalの側貌に近づける目的で眉間から鼻柱基部にかけて，つまり鼻全体を前方に出して見せる必要があります（図9）．

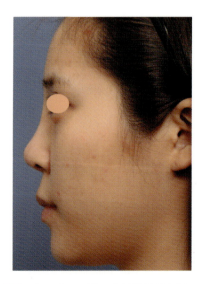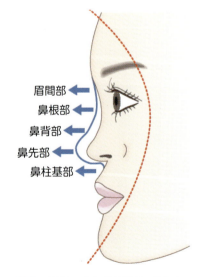

図8　ヒアルロン酸による鼻根部の凹み　　図9　側貌に合わせた注入デザイン
　　　（見た目のナジオン）の消失

鼻の形態

顔全体と鼻のバランスだけでなく，鼻自体の形態にも配慮が必要です。正面像では鼻の上1/2と下1/2のバランスを，側面像では鼻背と鼻尖の高さを考慮したヒアルロン酸注入が自然な印象を作ります。

患者さんを取り巻く環境

前述の通り，鼻の印象が顔全体に与える影響は少なくありません。また，わずかな変化であってもそのとらえ方は個々で異なります。年齢や職場環境および変化の許容度などを1人1人考慮した治療計画を立て，適応外と思われた場合には治療を断る勇気も必要です。

注入手技

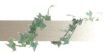

安全にヒアルロン酸注入を行うためには，①注入層を常に意識すること，②太目の鈍針を使用すること，③bolus法で大量注入（0.05ml以上）しないこと，そして④患者さんからの訴え（痛み，表情，声）を意識した手技が求められます。特にヒアルロン酸の注入歴がある場合では血管走行が変わっているため，鈍針であっても吸引テストを行うなどの予防と対策が必要です。

注入部位は①鼻背部〜鼻尖上部，②眉間部，③鼻柱部，④鼻尖部に分けて考えるとわかりやすく，①→④の順に難易度が上がります。（③④については韓国のKyoung-Jin Kang先生が考案した注入法をアレンジしています）。

鼻背部〜鼻尖上部への注入（塞栓リスク★★☆）

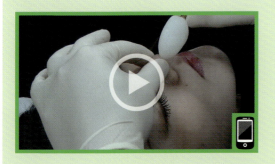

▶ 動画074（22秒）：麻酔
　鼻尖部を冷却して1％キシロカイン®E（アスペンジャパン社）を少量局注します。

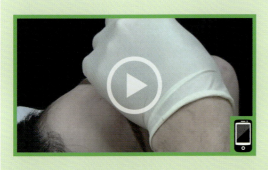

▶ 動画075（17秒）：穿刺
　刺入点は両側の鼻翼軟骨間で，鼻尖部（最も前方に突出した部位）より3〜4mmほど尾側です。塞栓を避けるため，できるだけ深い層から刺入することが好ましく，指先で鼻翼軟骨を触れる場合は軟骨間を，皮膚が厚く触れにくい場合は鼻尖皮膚を軽く牽引して，20G鋭針を皮下まで数mm刺入します。

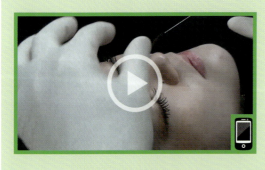

▶ 動画076（40秒）：カニューレの刺入
　カニューレの針先を上に向け，注入する層（深部脂肪層）の深さまで挿入します。皮膚を持ち上げ，針先が骨膜に当たるまで進めます。
　骨膜上（つまり深部脂肪層）に達すると抵抗が軽くなります。押し込むのではなく，トントンとノックするように小刻みに挿入します。痛みと出血が少ないだけでなく，万が一刺入する層を誤っても血管内注入のリスクを減らすことができます。

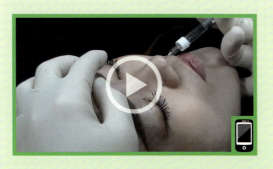

▶ 動画077（46秒）：注入

予定部位に到達したら，retrograde法に準じて途切れないようにヒアルロン酸を注入します。一度に大量注入しないように注意して正中線上に注入します。

左手の親指と人差し指で注入量や高さを確認します。同じ正中線上のラインに追加注入することで高さを調整し，必要に応じて両外側縁に生じた段差を修正します。時間経過とともに拡がりやすいヒアルロン酸の特性上，鼻筋は予定より少し細めに作成します。

● マッサージ………

軽度の段差や左右差は，指先でマッサージすることで改善します。

● 確認………坐位で患者さんに仕上がりを確認してもらいます。刺入部は抗生剤含有軟膏を塗布して清潔を保つこと，およびリキッドファンデーションなどの化粧は翌日以降に行うよう指示しています。

また，ヒアルロン酸注入後は数日から1週間かけて徐々に腫れが落ち着くことを事前に説明し，何か違和感がある時はただちにクリニックに連絡するよう伝えます。

眉間部への注入（塞栓リスク★★★）

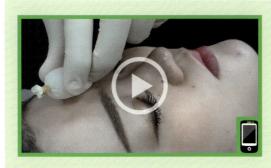

▶ 動画078（20秒）：麻酔

眉間上部正中（眉毛高の約1cm頭側）を冷却して1%キシロカイン®Eを少量局注します。

211

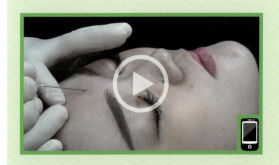

▶ 動画079（15秒）：穿刺
　眉間部皮膚を軽く牽引して，20G鋭針を皮下まで数mm刺入します。

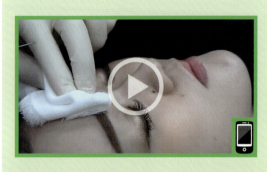

▶ 動画080（23秒）：カニューレの刺入
　眉間部，特に外側では塞栓のリスクが高く，血管走行もさまざまなパターンがあるため，必ず太めの鈍針カニューレを使用します（著者は22Gを使用）。
　予定の深さ（深部脂肪層）まで刺入します。皮膚を持ち上げ，針先が骨膜に当たるまで愛護的に進めます。深部脂肪層に達すると抵抗が軽くなります。強い痛みがあれば一度抜去して再度刺入します。

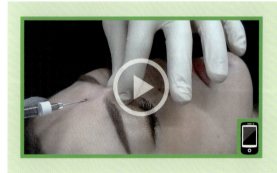

▶ 動画081（133秒）：注入
　retrograde法に準じて途切れないようにヒアルロン酸を注入します。一度に大量注入しないように注意します。十分慣れるまでは外側への注入は控え，正中線上に注入します。

● マッサージ………
　　　　　高さはマッサージで調節することで改善します。本来の眉間形態に合わせて，上辺が長い台形になるよう形を整えます。

● 確認………坐位で患者さんに仕上がりを確認してもらいます。後処置は鼻背部と同様です。

鼻柱部（粘膜性鼻中隔部）への注入（塞栓リスク★☆☆）

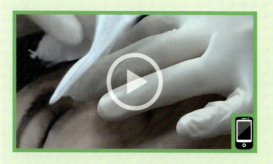

▶ 動画082（16秒）：麻酔

　鼻尖部を冷却して，鼻尖部から鼻中隔前縁まで1％キシロカイン®Eを少量局注します。

　鼻柱基部も同様に，冷却して同部から鼻中隔下縁にかけて局注します。

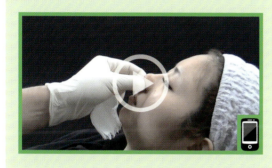

▶ 動画083（31秒）：穿刺

　鼻柱部を軽く牽引して20G鋭針を数mm刺入します。

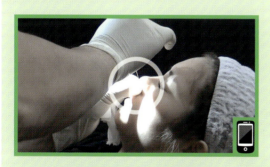

▶ 動画084（17秒）：カニューレの刺入

　注入する層は，鼻中隔軟骨の前縁から下縁にかけての粘膜性鼻中隔部です（図10）。鼻柱部を母指と示指で挟み込むと，指先に鼻中隔の下縁が触れます。

　上唇動脈は鼻柱部皮下浅層を走行するため，鼻柱部皮膚を牽引して鼻中隔前縁〜下縁近傍の深さまで針先を進めます。

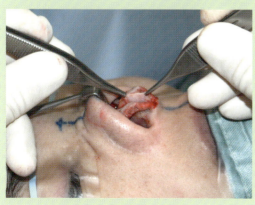

図10　粘膜性鼻中隔部
鼻尖部の支持性と可動性を担う。

213

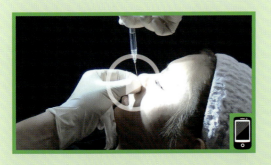

▶ 動画085（42秒）：注入

　指先で形態を確認しながら，retrograde法に準じて途切れないように鼻柱基部から鼻尖部にかけてヒアルロン酸の柱を形成するイメージで注入します。側貌を確認しながら，鼻唇角を持ち上げる目的で鼻柱基部にも注入します。鼻柱はある程度下がりますが，鼻尖高への効果は控えめであることから，アップノーズにならないように注意します。

● マッサージ………
　　　　　　基本的に行いません。

● 確認………坐位で患者さんに仕上がりを確認してもらいます。後処置は鼻背部と同様です。

鼻尖部への注入（塞栓リスク★★★）

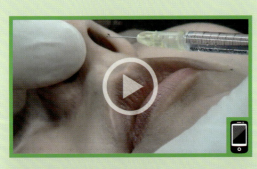

▶ 動画086（36秒）：麻酔

　両側の鼻腔内から鼻翼軟骨の脚移行部の軟骨膜内〜下に1%キシロカイン®Eを局注します（図11）。鼻翼軟骨を損傷しないように注意します。

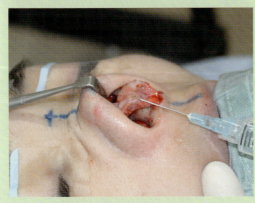

図11　鼻翼軟骨脚移行部への注入イメージ

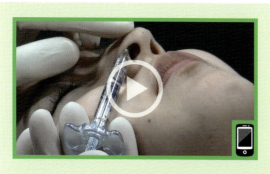

▶ 動画087（54秒）：注入

30G鋭針を使用します。側貌を確認しながら，片側0.05ml以下を基本としてdepot法で注入します。粘膜性鼻中隔部への注入を同時に行うことで支えが強まり，より高さを出すことが可能になります。痛みや不安が強い場合は笑気下に行います。

● マッサージ………

基本的に行いません。

● 確認………坐位で患者さんに仕上がりを確認してもらいます。後処置は鼻背部と同様です。

鼻への注入に適したヒアルロン酸製剤

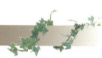

著者が頻用するヒアルロン酸製剤は以下の通りです。それぞれの製剤の特徴や患者希望および鼻の状態などを考慮して，症例に応じて使い分けています。

● CLEVIEL CONTOUR®（Aestura社）（0.3％リドカイン含有）

長所：低吸水性で広がらず，比較的長期に形態が維持されます。ある程度注入経験のある医師にとっては最も扱いやすい製剤です。圧力に対する形態維持力が強く，鼻尖の高さや細い鼻筋の形成にも適しています。鼻への注入において最も使用頻度の高いヒアルロン酸です。

短所：高濃度・高密度という特徴から，ヒアルロニダーゼ（ヒアルロン酸分解酵素）の反応が鈍く，単回注入では分解しきれないことがあります。用量依存的に溶解されるため，ほかのヒアルロン酸を溶解する場合よりヒアルロニダーゼの使用量を増やす必要があります。

● ジュビダームビスタ®ボリューマXC（アラガンジャパン社）（0.3％リドカイン含有）

長所：優れた粘弾性により表情筋の影響を受けにくく，軟部組織の増高形態が長期間維持されるのが特徴です。特に鼻柱部（粘膜性鼻中隔）への注入で有用な製剤です。

短所：シャープな鼻筋の形成には不向きです。

- **TEOSYAL® RHA 4（Teoxane社）（0.3％リドカイン含有）**

STYLAGE® XXL（Vivacy社）も使用感としてはほぼ同じです。

長所：低架橋・長鎖ヒアルロン酸構造で粘弾性があり，高さも出しやすく，扱いやすい製剤です。自然な鼻筋を形成しやすいため，経験の浅い医師にもお勧めです。

短所：高さを出すほど幅が出てしまうため，細い鼻筋を希望する場合には物足りなく感じることがあります。

カニューレ径の選択

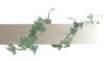

カニューレは22G鈍針カニューレ（TSK Steriject Hypodermic Needle CSH Cannula：TSK社）を使用しています（図12）。術者の好みにもよりますが，特に眉間部や鼻尖部などリスクの高い部位への注入では，27Gなど細いカニューレの使用は推奨できません（鼻背のみの注入であっても，シワの改善とは異なり，ボリュームを出すことが目的であるため，太めのカニューレで十分良い結果が得られます）。

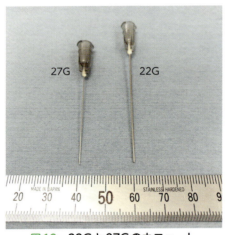

図12　22Gと27Gのカニューレ

合併症とその対策

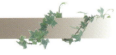

鼻への注入で生じ得る合併症は以下の通りです。

🌿 出血・血腫

患者さんとの信頼関係が簡単に崩壊してしまうのが内出血です。注入部を十分冷却し，鈍針カニューレを使用し，すぐに帰さず安静にしてもらうことで予防できます。

浮腫

製剤や患者さんの状態によっては注入部が浮腫むことがありますが、1週間ほどで安定することを事前に説明しておく必要があります。また、molding（マッサージ）をやりすぎると浮腫が増悪します。

血管新生

浅い層への注入を繰り返すと毛細血管新生が促されることがあります。

色素沈着

針の刺入部に色素沈着が生じることがあります。カニューレは愛護的に挿入し、当日の化粧は控えるなどの指示も必要です。

感染

急性感染が疑われた場合はヒアルロン酸を穿刺圧出し、洗浄処置やヒアルロニダーゼ注射および抗生剤内服などで対応します。刺入部のメイクを落とし、手術に準じた清潔操作を行います。

アレルギー

架橋剤に対してアレルギー反応を示す場合があるため、注入後15分は院内で休んでもらい、その後も何かあればすぐに連絡が取れるようにしています。アレルギー症状を認めた場合は、ヒアルロニダーゼをヒアルロン酸と同量程度注射し、抗アレルギー薬の内服やステロイドの点滴などを考慮します。

肉芽形成

慢性炎症反応の1つで、被膜に閉じ込められたヒアルロン酸が関与して肉芽形成が生じるといわれています。穿刺圧出とヒアルロニダーゼ注射、および抗生剤の内服・点滴で改善しない場合は外科的処置を行うこともあります。

壊死、視野障害・失明

原因が血管内への誤注入（塞栓）なのか、血管外への過注入（圧迫）なのか、そして動脈系か静脈系かで、症状悪化のスピードが異なります。外鼻の血行支配はバラエティに富んでおり、血管径もまた同様です。

塞栓リスクを最小限にするためには、①解剖を十分に熟知する、②太い径のカニューレを使用（23G以下が望ましい）、③丁寧かつ繊細な注入手技をこころがけ、注入時には④カニューレ先端の深さ、⑤注入時の抵抗、

を確認する必要があります．また，⑥注入中の患者さんの訴え（突然の激痛，目の周りの不定愁訴，違和感など）に耳を傾けるとともに，万が一に備えて⑦十分量のヒアルロニダーゼ（ヒアルロン酸分解酵素）を常備し，基幹病院（眼科）との連携を図るなど，バックアップ体制を整えておくことが欠かせません．

＊鼻手術の経験から，鼻背動脈の血管径は外鼻皮膚の厚みにある程度比例しているように思います．外鼻皮膚が厚く重たい印象の鼻に対する鋭針でのヒアルロン酸注入はハイリスクでしかありません．

吸収糸による鼻形成術の適応と利点・欠点

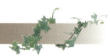

吸収糸による鼻形成術には，鼻筋を通して高くする治療（隆鼻効果），鼻先を細くする治療（鼻尖縮小効果），鼻先の高さを出す治療（鼻尖延長効果），広がった小鼻を狭くする治療（鼻翼縮小効果）などがあります．それぞれの目的に合わせて，糸の刺入部位や本数・種類を変えて効果を出すのが特徴の治療です（図13）．

手軽でダウンタイムがほとんどないため，ヒアルロン酸注入と同様に少しの変化を望む患者さんにとっては有用な方法です．しかし，「1カ月ほどで効果がなくなった」という声や，糸が透けて見える症例，および鼻尖皮膚が陥凹している症例にも度々遭遇します．なぜでしょうか？　どんな治療であっても適応を見誤れば合併症を招きます（図14）．本治療は，患者さんだけでなく医師にとっても手軽すぎるのかもしれません．

糸を用いた治療は，リフトアップを目的とした治療を中心に美容医療の垣根を下げる治療の主役となりました．しかし，外鼻組織の解剖学的特徴は，糸リフトを行う顔面皮膚・皮下とは3つの点で異なります．それは，

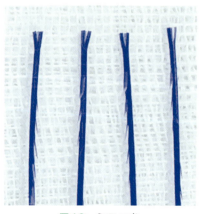

図13　ミスコ糸

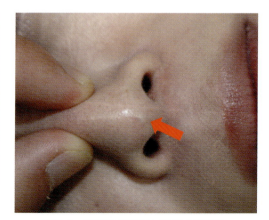

図14　吸収糸の透見と皮膚の菲薄化

外鼻皮膚の脂腺が発達していること，軟骨の存在，そして鼻が立体構造物であるという点です。

🌿 皮脂腺の影響と感染リスク

外鼻皮膚は脂腺が発達しているため感染のリスクが高く，手術レベルの清潔操作が必要になります．また，吸収糸といえども異物であり，万が一感染した場合は糸を除去することになります．

術後早期であれば比較的容易に引き抜くことができますが，遅くなればなるほど抜去が困難になります．そして糸の抜去が完全でなければ，吸収されるまでの期間は鼻先の瘻孔から排膿が続くことになります．刺入本数が多ければ，脂腺の豊富な鼻尖部から表皮成分とともに細菌などが運び込まれるため，感染率は高まります．プチ整形の合併症がプチであるとは限りません（図15）。

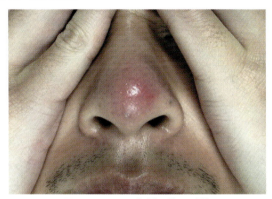

図15　ミスコ糸挿入後の感染
時間経過とともに抜去は困難になる。
（画像提供：Dr. Bong Chul kim）

🌿 鼻翼軟骨への影響

患者さんが知る由もないトラブルが鼻内で生じていることがあります．特に鼻尖縮小目的で行われる方法と鼻尖延長目的で行われる方法で，軟骨が損傷し変形しているケースが多いように思います．東洋人の鼻翼軟骨は支持性に乏しいため，ひとたび変形してしまうと修正が困難になります．

また，吸収糸の分解過程で生じる細胞変性が軟骨周囲で一定期間生じることで，軟骨の脆弱化や肉芽形成を招くことも考えられます．鼻の解剖を熟知したうえで，軟骨への誤刺入を避ける必要があります．

🌿 糸で鼻の立体構造を変えるリスク

鼻は顔面平面に対して前方に突出した構造であり，顔面表情筋の影響を多分に受けます（図16）。鼻尖延長目的で糸を用いる際には，笑顔時や咀嚼時など口元が大きく動くたびに鼻先への反作用の負荷がかかります．鼻

中隔延長術といった軟骨でしっかりとした支えを作る場合でさえ，長期的な鼻尖高の後退が問題になっているわけですから，針金のような太さの棘付き吸収糸であったとしても，反作用の力に屈して後戻りするのは必然といえます。糸の場合は，反作用の力を糸先の点で支えなければならないことも考慮しなければなりません。

また，仮に反作用の力に屈しなかったとしても，必ずしも良い結果が得られるとは限りません。シリコン製のL型プロテーゼがなぜ問題になったのか？　それは長期にわたり異物が鼻先を支えることで，シリコンが皮膚を突き破り飛び出すトラブルが生じたからです。ただし，L型を使用してもトラブルが生じない症例もあるように，糸による鼻尖延長術後に何のトラブルもない症例も多数あるでしょう。結局のところ，手術適応を正確に見極める診断力次第といえます。

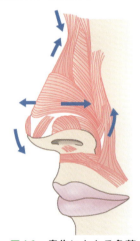

図16　鼻先にかかる負荷

以上の理由から，吸収糸による鼻形成術（特に鼻尖延長目的の場合）に適した鼻のタイプは下記の通りで，あてはまる項目が多いほど合併症の発生頻度は低いと考えます（表）。

表　吸収糸による鼻形成術に適した鼻のタイプ

適応（特に鼻尖延長目的の場合）
① 外鼻皮膚が厚い（⇔外鼻皮膚が薄い）
② 外鼻皮膚が柔らかい（⇔外鼻皮膚が硬い）
③ 脂腺が目立たない（⇔脂腺が目立つ）
④ 鼻の穴が丸い（軟骨性支持が脆弱）（⇔鼻の穴が縦長）
⑤ 軟骨が触れにくい（⇔軟骨が触れる）
⑥ 鼻先が上を向いていない（⇔鼻先が上を向いている）
⑦ 過剰な効果を期待しない（⇔過剰な効果を期待する）

軟骨の支持性が強く，すでに鼻孔が縦長の場合には，鼻尖部皮膚はすでに伸展しているため，糸で鼻先を出そうとすると突き出てしまうのではないかと推察します（表の①②④⑤はいずれも皮膚の伸展性にかかわる条件となります）。

著者は糸による鼻尖延長術の代わりに，鼻尖および鼻柱へのヒアルロン酸注入で類似効果を得ています。直後の効果は糸に及びませんが，適切な製剤を選択すれば，比較的長期の形態維持が可能です（詳細は前述「鼻への注入に適したヒアルロン酸製剤」参照）。糸とヒアルロン酸，どちらにも一長一短ありますが，吸収糸を用いた鼻形成術は手術に抵抗のある患者さんに受け入れられやすいユニークなコンセプトの治療です。本法が今後どのように評価されるかは現場医師の技量と裁量に委ねられています。

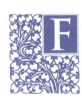

FOCUS ──私の手技・主義

鼻尖は尖っているもの？

鼻尖へのヒアルロン酸注入は結果が出しづらい部位だといわれています。高さを出すために注入量を増やせば，鼻尖幅が広がってさらに厚ぼったい鼻先になるからです。そしてそこには東洋人ならではの，鼻の皮膚が厚く（形が出しにくい），軟骨が低形成である（支えが弱い）という特徴が大きく関与しています。

本来鼻尖とは，①supratip break point，②両側のdome，③columellar lobular junction point の4点で定義された「tip defining point」，つまり四角形の部分を指します（図17）。しかし，よほど軟骨がしっかりして鼻の皮膚が薄い場合を除き，4点すべてがはっきりわかることはありません。そこで注入の際には，この4点を意識しつつ，鼻の皮膚の厚みと鼻翼軟

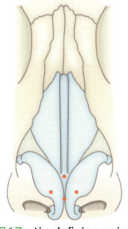

図17　tip defining point

骨形態・支持力に応じて注入するポイントを調整します。そして皮膚の厚い団子鼻など，そもそも注入に適さないケースがあることも知っておく必要があります（図18）。

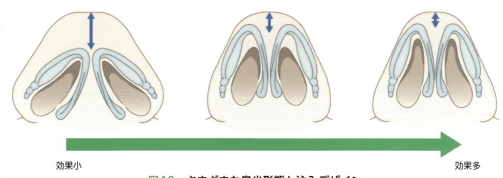

効果小　　　　　　　　　　　　　　　　　　　　　　　　　　　　　効果多

図18　さまざまな鼻尖形態と注入デザイン

エディターズコメント

私のポイント19：フィラーによる鼻の形成術

　鼻への注入は，塞栓による失明報告が多数なされており，細心の注意をもって施術を行う必要があります。また他部位への注入と違って，本項で述べられているようにデザイン性の要素が非常に高い部位です。単純に鼻の形態だけでなく，顔全体との調和も考慮する必要があり，フィラー注入の中でも難易度は高いと思います。

　また最近は，塞栓による失明を恐れて，吸収糸による安易な隆鼻術が多数行われているようですが，合併症はフィラーによる隆鼻術より多いのではないでしょうか。ヒアルロン酸など溶解剤のあるフィラーであれば元に戻すことが可能ですが，糸は一度挿入すると抜去に難渋することがあります。【岩城佳津美】

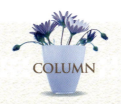

COLUMN

よもやま話〜仮面は語る〜

　大学医局を離れ，美容外科医としての道を歩み始めたばかりのころ，その患者さんはいらっしゃいました。鼻へのこだわりが非常に強い方でした。「切り立った崖のような鼻筋にしたい」「眉間から流れるようなエッジの効いたカーブに沿った鼻」などの独特の言い回しは，新人の私にとって理解し難く，カウンセリングルームの雰囲気は次第に重くなっていきました。そんな空気を感じてか，その方が「わかりにくいですよね，私の希望は。だから今日はこうして石膏模型を作ってきました」と仰ると，鞄からご自身で作製された仮面を出してきました。百聞は一見に如かず…まさに「切

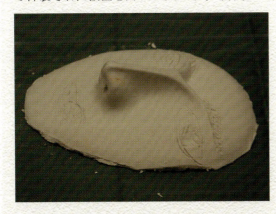

り立った崖のような鼻筋」と「流れるような眉間から鼻背のカーブ」を併せもった仮面でした。唖然としつつも，仮面の鼻が不自然であることを理解してもらおうと必死で説得したことを思い出します。

　しかし，カウンセリングの経験を積み重ね，再びこの仮面を眺めてみると，当時とは別の考えが浮かんでくるようになりました。あの患者さんが本当に伝えたかったのは何だったのか？　こうありたいというイメージを強く押し出した仮面はあくまでもイメージであり，本当はただ眉間からの美しいカーブと細く高い鼻筋がほしかっただけなのかもしれないと。その答えは今となってはわかりませんが，患者さんの希望や仮面の裏側にあるものを引き出すことがいかに難しいかを学んだ経験でした。

　まさに鼻は「deep world」です。【室　孝明】

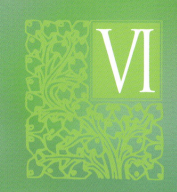

VI

近年のトレンド注入法

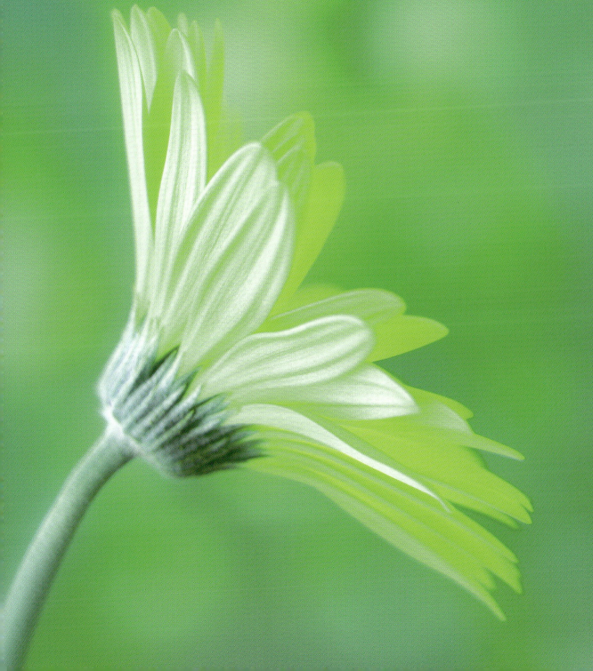

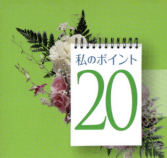

ガルデルマ社のTrue Liftメソッド

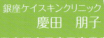

銀座ケイスキンクリニック
慶田　朋子

はじめに

　True Liftメソッドは，顔面の解剖学的構造を考慮して，特に真性支持靱帯を支えるリフティングポイントに少量ずつヒアルロン酸製剤を注入し，組織をサポートすることによって自然なリフトアップ効果を得るという近年のトレンド注入法です。ガルデルマ社のレスチレン®リフト™リド（旧レスチレン®パーレーンリド）を用いて行うものを指します。
　膨らまさずに土台を強化するシンプルで安全な注入法で，若年者から推奨できるため，今後のスタンダードになっていく可能性があります。

治療のコンセプト

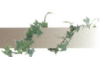

　顔面の老化には5つの要素がかかわっています。1つめは，皮膚のたるみです。光老化と自然老化の比率は8：2ともいわれていますが，喫煙などの生活習慣に加え，軽微な炎症の繰り返しも皮膚のたるみを進行させることがわかってきました。2つめの要素は，コラーゲンの断裂・変性による支持靱帯の衰えです。自然老化に加え，激しいマッサージなど物理的負荷も加速要因となります。3つめは脂肪の減少・移動で，特に減りやすい部位は，額・こめかみ・中顔面・頬外側・顎周りといわれています。さらに2つめの支持靱帯の衰えに起因する脂肪の下垂や逸脱が加わると，顔面の様相が大きく変わってきます。4つめは表情筋の衰えと過緊張で，5つめは選択的骨吸収による顔面骨格の変形です。
　「皮膚のたるみ」と「脂肪の減少」のほかは，患者自身が気づいていることはまずないので，患者教育が必要となってきます。
　加齢にかかわる5つの要素のうち，True Liftメソッドでは真性支持靱帯にアプローチします。支持靱帯は，樹木に例えられ，線維性の靱帯が骨または深在筋膜から皮膚まで貫通し，軟部組織を顔面骨格に固定する役割を果たしています。古いゴムが伸びるように真性靱帯が伸びてたるんでしまうと，皮膚・脂肪・筋膜ごと下垂し，シワやたるみの原因となります。
　ヒアルロン酸注入は，失われたボリュームを補充するだけでなく，ヒアルロン酸製剤を足場に再生されるコラーゲン線維により，長期的な若返りが得られる優れた治療法です。しかし，浅いシワまで消そうと過注入すると，不自然な見ためとなってしまいます。このような事態を避けるために

は，「適切な部位」に「最小限」の量を，「十分な間隔を空けて注入」することが重要といえます。

True Liftメソッドは，過注入せずに結果を出すという目的でも開発されたテクニックであり，注入方法もシンプルです。ターゲットとするのは，眼窩靭帯（orbital lig.），頬部靭帯（zygomatic lig.），上顎靭帯（maxillary lig.），下顎靭帯（mandibular lig.）の4つで，わかりやすいように注入ポイントを上からTL1～4の番号で呼称します（図1）。TL1とTL2は真性靭帯を杭のように補強し，上に引き上げる役割を果たします。TL3とTL4は真性靭帯を前に押し出し，上方から下垂してくるファットコンパートメントを堤防のように支える役割を果たします。

重要なコツとして，注入の順番は必ずTL1・TL2から行い，さらにTL3およびTL4を追加するということです。

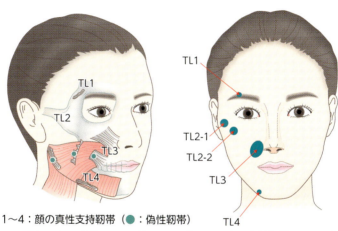

1～4：顔の真性支持靭帯（●：偽性靭帯）
図1 True Liftメソッドでターゲットとする真性靭帯と注入ポイント

製剤の特徴

使用する製剤はレスチレン®リフト™リドで，ゲルの粒子サイズが大きく，しっかりとしたリフティング効果を発揮する特性があります。真性支持靭帯を支え，補強するように，骨直上の靭帯基部を狙って注入することで，物理的に引き上げ，さらに長期的なコラーゲンの増生を期待します。

手技の概要

🌿 TL1

眼窩靭帯（orbital lig.）は眼窩上縁の外側に眉毛外側の皮膚を固定し，

眼窩上縁の外側から眼窩側縁まで延びています。

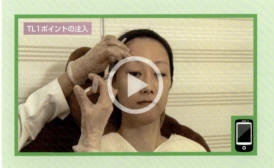

▶ 動画088（41秒）：TL1への注入

TL1の注入ポイントは，眼窩上縁の外側から1cm程度上にある凹みです。患者さんに眉毛を思いきり挙上させ，眉毛外側の最も上に引き上げられる部分の上にある凹みを触診で確認します。何人も触診し，凹みがわかりやすいタイプとわかりにくいタイプを確認しておくとよいでしょう。

　注入ポイントの皮膚を上に引き上げて，靱帯の下に入るように深く刺入し，ボーラス法で0.1ml注入します。注入後はゆっくりと皮膚から手を放し，皮膚を下から上に軽く持ち上げるようにして，靱帯の下にレスチレン®リフト™リドが入るように整えます。

TL2

　頬部靱帯（zygomatic lig.）は，頬骨弓の下縁と皮膚を結合しており，大頬骨筋の起始部の後ろ側に位置します。耳珠上部から水平線を引いて4cm程度正中側に，頬骨弓から1cm程度下方にある凹みを触診で確認して注入ポイントとします。頬部靱帯は広く力が強いため，2ポイントに注入します。

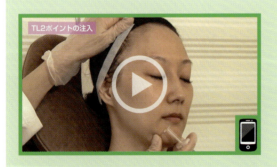

▶ 動画089（55秒）：TL2への注入

　皮膚を上方に引き上げ，靱帯の下に入るよう骨上へ深く刺入し，2つのポイントにおのおの0.1〜0.15mlずつ注入します。

　注入後は，注入した部位を下から上に押し上げるようにして，靱帯の下にレスチレン®リフト™リドが入るように整えます。

TL3

上顎靭帯（maxillary lig.）は，上顎骨の下縁に位置し，口腔前庭の軟部組織を固定しています。注入ポイントは，ほうれい線の根本にある最も深い溝に当たります。

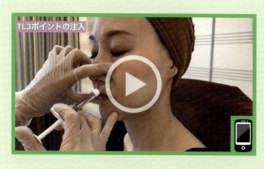

▶ 動画090（34秒）：TL3への注入

ほうれい線の基部に，皮膚表面に対して45°の角度で骨に当たるまで針を深く刺入し，吸引テストの後に，骨膜上に0.2〜0.4mlをボーラス法でゆっくり注入します。皮下脂肪が厚い症例では，付属の針が短すぎることがあるので，浅くならないように十分注意する必要があります。長い針を用いた方が安全です。

TL3は，近傍に顔面動脈が走行しており，危険エリアに当たります。しかし，顔面動脈は皮下の脂肪層または筋肉層を走行しているので，骨に当たる深さに注入するようにすれば血管内に注入するリスクは回避できます。

TL4

下顎靭帯（mandibular lig.）は，下顎骨に皮膚を固定しています。マリオネットラインと下顎のラインの交差ポイントにある凹みがTL4の注入ポイントとなります。

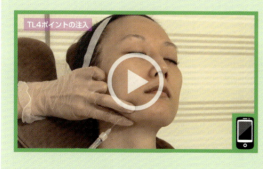

▶ 動画091（57秒）：TL4への注入

TL4もTL3と同様に，特に引き上げなどはせず，針を深く刺入し，骨膜上にボーラス法で0.1ml注入します。皮下脂肪が薄いタイプでは，注入部位が少し盛り上がるので，ガーゼで垂直に優しく圧迫してなじませるとよいでしょう。

以上の5ポイントで合計1.0ml，片側で1本のレスチレン®リフト™リドを使い切ります。

症例

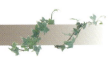

症例❶　36歳，女性

- **主訴**………頬のたるみにより老けて見えるようになったことと，瞼が下がり疲れて見えることが気になっていました。

- **アセスメントと治療計画**…

　　輪郭および顔のバランスが良い顔立ちで，全体的に痩せ型です。たるみは軽度で，肉付きの薄いタイプなのでTrue Liftメソッドの適応が高いと判断しました。

　　まず，TL1とTL2にのみ片側0.5ml，両側で1.0mlのレスチレン®リフト™リドを注入する「True Liftライト法」を行ったところで写真を撮りました。上瞼の下垂が改善し，頬外側が引き上がっています。患者の自覚的には，目が開けやすくなります。その後すぐにTL3とTL4にも追加注入し，「True Liftスタンダード法」を行ったところ，頬中央の位置が上がり，輪郭がすっきりしました。

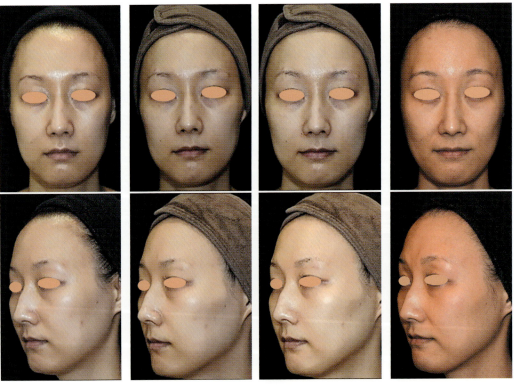

施術前　　TrueLiftライト法施術直後　　TrueLiftスタンダード法施術直後　　施術後6カ月

- **術後評価**…6カ月後,眉の挙上効果は失われていますが,頬の挙上効果は続いています。

- **ポイントとなるテクニック…**

　　30歳代半ばから,加齢による眼瞼下垂の症状が徐々に現れます。眼窩靱帯の正しい位置にヒアルロン酸を注入すると,直後から目が開けやすくなるので,患者満足度が高い施術です。
　　次に,頬に立体感を出すTL2とTL3ポイントへの注入で頬位置を上げます。頬の下垂の程度に左右差がある場合,たるみの強い側のTL2ポイントを増やしてバランスをとることもできます。

症例❷　40歳,女性

- **主訴**………数年前から口元のたるみが気になっていましたが,口元が重たくならずにアンチエイジング効果のある注入治療を希望していました。

- **アセスメントと治療計画…**

　　輪郭およびパーツのバランスが良い顔立ちで,全体的に痩せ型です。たるみは軽度で,肉付きの薄いタイプなので,True Liftメソッドの適応が高いと判断しました。
　　TL1～TL4に左右で2.0mlのレスチレン®リフト™リドを注入するTrue Liftスタンダード法を行いました。顔が大きくなることなく,リフトアップ効果が得られました。

- **術後評価**…2カ月後もリフトアップ効果は続いています。

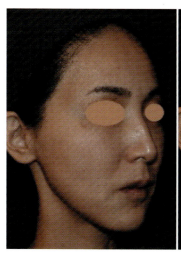
施術前

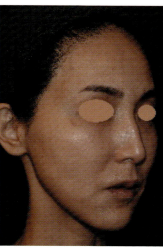
TrueLiftスタンダード法
施術直後

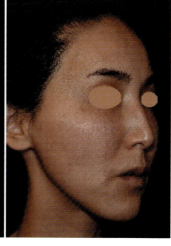
TrueLiftスタンダード法
施術後2カ月

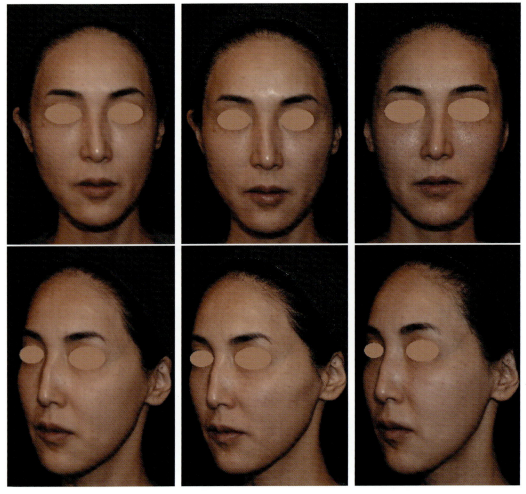

| 施術前 | TrueLift スタンダード法
施術直後 | TrueLift スタンダード法
施術後2カ月 |

● **ポイントとなるテクニック…**

　　　　たるみの兆候が出てきている痩せ型の美人タイプを，本人のもち味を損なわずに治療するには，引き上げ力の高いポイントに少量ずつ注入する治療がお薦めです．写真では大きな差が出ませんが，患者さんは美意識が高いので，ニッチな変化を感じ取り，自然な変化を喜んでくれます．

　　　頬部靱帯を補強するTL2と上顎靱帯をサポートするTL3に注入することで，頬が立体的に引き上がります．効果の持続は1年程度，希望があれば，浅いシワに対して柔らかいヒアルロン酸製剤の注入も併用すると満足度が上がります．

> **F** **FOCUS** ──True Lift メソッドを用いた実際の診療
> 　　ヒアルロン酸注入の治療戦略として，当院ではまず，靱帯の補強によるたるみの改善を図り，輪郭形成へと進むことを基本にしています．もちろん，50歳代以降でたるみや凹みが顕著な患者さんで，予算がヒアルロン酸1本

私のポイント 20：ガルデルマ社の True Lift メソッド

分しかない場合，True Liftメソッドのみで満足していただくことは難しいので，最も効果がわかりやすい鼻唇溝基部にのみ，お試しとして注入することもあります。しかし，皮膚たるみ型のほうれい線は，患部に注入を繰り返しても完全に消えることはなく，逆に口元が重くなってしまうことがあります。「本当に治療すべきところはどこなのか」「ナチュラルな美しさとは何か」「ヒアルロン酸注入で得られる効果の限界」「併用すべき治療法」などについて患者教育に十分な時間を割くことに重きを置いています。

　True Liftメソッドのみで結果を得やすく満足する可能性が高い条件として，①30歳代から40歳代，②皮下脂肪量が少なめ～普通，③骨格のバランスが良い，④皮膚のたるみが軽度～中等度，などが挙げられます。ただ，この条件から外れ，たるみが顕著な50歳代以降の患者でも，単体の効果は弱いですが，輪郭形成注入テクニックと組み合わせると引き上げ効果が高まります。

　True Liftメソッドの特徴をまとめると，①解剖学に基づいた注入法で，②膨らまさずに土台強化でき，③若年者から推奨でき，④シンプルで安全な方法である，といえます。近年のトレンド注入法ではありますが，新たなスタンダードになっていくかを見守っていきたいと考えています。

私のポイント20：ガルデルマ社のTrue Liftメソッド

　支持靭帯をリフトする，あるいは支える目的での注入は，正しい位置にヒアルロン酸を注入しないと，まったく効果が得られないばかりか，不要な凹凸を作ってしまうだけになります。また，ほんの少しの注入部位の差で効果に違いが出るので，そこは経験で感覚をつかんでいくしかありません。

　本項でも述べられているように，支持靭帯を意識した注入だけでは注入前後の見た目の変化は著明ではありませんが，「今後のたるみ予防としての注入」という意味合いも大きいので，そのあたりを患者さんに説明しておくと満足度の向上につながります。【岩城佳津美】

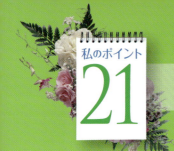

アラガン社のMD Codes™

つかはらクリニック
塚原　孝浩

はじめに

フィラー治療はダウンタイムがほとんどなく，その簡便さから多くの美容関係の医師が導入しています．今後もフィラー治療は国内外ともに需要増加が見込まれています．しかし，その普及に比例して失明や組織壊死および脳梗塞などの合併症の報告も増え，これらを回避するために安全で標準的な手技の確立が必要でした．

このような経緯から，アラガン社は同社製のヒアルロン酸を用いた治療をより安全に有効的に行うために，MD Codes™を提唱しました．

コンセプト

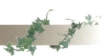

フィラー治療の世界的な進化と拡大に伴い，普遍的に使用することができる単純かつ理解しやすい治療記号が求められていました．また，患者さんにとって最も望ましい自然な顔の構造を作るため，個々の治療計画をもとに最適な治療結果を導く助けとなる手引きの開発も必要でした[1]．

ブラジルのMauricio de Maio医師は，より少ない量のヒアルロン酸製剤でより効率的にリフトアップ可能なthe MdM 8-point liftを提唱しました[1]．その後，facial aestheticに関する医学教育の標準レベルを引き上げると同時に，患者さんの安全性を向上させることを可能にする施術基準として，彼が作りあげたのが，MD Codes™です（図1，表1）．日本では，アラガン・ジャパン社がMD Codes™をもとにVST®-Shape /VST®-Eyeという眉間・目尻のボツリヌストキシン注射と，ヒアルロン酸製剤ジュビダームビスタ®シリーズを用いた少量ポイント注入を組み合わせた治療法を提唱しました（図2）．

MD Codes™は，顔の解剖と構造に基づきジュビダームビスタ®シリーズを使用してトータルフェイシャル治療へ段階的にアプローチするための治療指標であり，年月を追うごとに徐々に改変され，セミナーなどでの医師への積極的な啓蒙活動で広まってきています．2018年3月には，フェイスラインを改善するコードとして，JW Codes™が日本国内の適応に追加されました（図3）．

MD Codes™は，文字と番号と色で構成され，文字は解剖学的単位（Ck＝頬，C＝顎など），番号は単位内のサブユニット（最も重要なサブユニットが1），色は血管や神経などの注意が必要な部位をオレンジ色で示します（表1）．

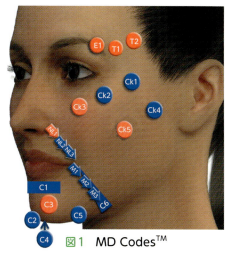

図1 MD Codes™

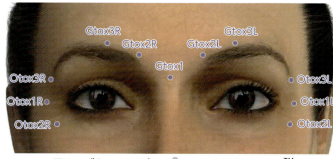

図2 ボトックスビスタ®のためのMD Codes™
Gtox 1：鼻根筋への注射部位
Gtox 2R・3R・2L・3L：皺眉筋への注射部位
Otox 1R・2R・3R・1L・2L・3L：眼輪筋への注射部位

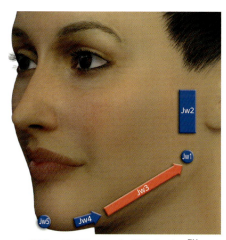

図3 追加となったJW-Codes™

表1 MD Codes™の読み方

	コード
文字	解剖学的単位（Ck＝頬，C＝顎，E＝眉毛尾部，T＝こめかみ，M＝マリオネットライン，NL＝鼻唇溝，Jw＝下顎部・下顎後部）
番号	解剖学的単位内のサブユニット（Ck1＝頬骨弓，Ck2＝頬骨突起）
色	オレンジ色＝特に注意が必要な部位（血管・神経など）

製剤の特徴

わが国においては，「ジュビダームビスタ®ウルトラ（以下，ウルトラ）」および「ジュビダームビスタ®ウルトラ プラス（以下，ウルトラプラス）」が2014年3月に，顔面における中等度から重度のシワや溝（鼻唇溝など）を修正するため，真皮中層部から深層部に注入することを目的として，国内で初めてヒアルロン酸使用軟組織注入剤として製造販売が承認されました。さらに，2016年9月には「ジュビダームビスタ®ボリューマ XC（以下，ボリューマ）」が，中顔面・下顎部・こめかみの減少したボリュームを増大するため，皮下および骨膜上深部へ注入使用される目的として，製造販売が承認されました。なお，国内では執筆時点において，口唇や眼瞼への使用および隆鼻術などの形状の変更を目的とした使用は適応に含まれていません。

国内では，Hylacross™技術で製造されたウルトラシリーズ4種類と，Vycross®技術で製造されたボリューマが販売されています（表2，3）。Vycross®製剤は，ほかにも2種類が追加承認されています（表4）。

ウルトラシリーズは，顔面において，中等度から重度のシワや溝（鼻唇溝など）を修正するため，真皮中層部から深層部に注入して使用されます

表2　Hylacross™製剤

販売名	ジュビダームビスタ®ウルトラXC	ジュビダームビスタ®ウルトラ プラスXC
総ヒアルロン酸濃度	24mg/ml	24mg/ml
注射針	30G×1/2	27G×1/2
麻酔薬	リドカイン塩酸塩0.3wt%	リドカイン塩酸塩0.3wt%
入り数	1.0ml×2	1.0ml×2
治療対象部位	中程度から重度のシワや溝（鼻唇溝など）	中程度から重度のシワや溝（鼻唇溝など）
注入の深さ	真皮中層部から深層部	真皮中層部から深層部

（アラガンジャパン社HPより改変転載）

表3　Vycross®製剤

販売名	ジュビダームビスタ®ボリューマXC
総ヒアルロン酸濃度	20mg/ml
注射針	27G×1/2
麻酔薬	リドカイン塩酸塩0.3wt%
入り数	1.0ml×2
治療対象部位	中顔面，下顎部，こめかみのボリューム増大
注入の深さ	皮下，骨膜上深部

（アラガンジャパン社HPより改変転載）

表4 承認済Vycross®製剤

販売名	Juvéderm Volbella®XC	Juvéderm（Volift）Vollure™XC
総ヒアルロン酸濃度	15mg/ml	17.5mg/ml
注射針	30G×1/2	30G×1/2
麻酔薬	リドカイン塩酸塩0.3wt%	リドカイン塩酸塩0.3wt%
入り数	1.0ml×2	1.0ml×2
治療対象部位	軽度から中程度のシワ，口唇	中等度から重度のシワや溝（鼻唇溝など）
注入の深さ	真皮浅層から真皮中層部，口唇粘膜	真皮中層部から深層部

（Allergan社HPより改変転載）

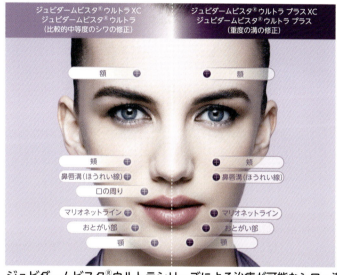

図4 ジュビダームビスタ®ウルトラシリーズによる治療が可能なシワ・溝の例
（アラガンジャパン社HPより転載）

（図4）。また，Hylacross™技術によって製造されているため，ランダムな形状と粒径をもつ高架橋のヒアルロン酸を高濃度に含む3Dマトリックス構造をとっています。この高架橋ヒアルロン酸ゲル粒子に，非架橋ヒアルロン酸を混合して均質化することによって，なめらかな粘調性ゲルが得られます。

実際の治療は6～8カ月の間隔で行うことが多いです。

ボリューマは成人において，中顔面・下顎部・こめかみの減少したボリュームを増大する目的で，皮下および骨膜上深部へ注入して使用されます（図5）。Vycross®技術により製造され，高分子量と低分子量のヒアルロン酸を混合して架橋することで架橋効率が向上し，Hylacross™技術により製造されたヒアルロン酸注入剤に比べて網目構造がより密になっています。これによって，より酵素分解されにくく，長期にわたる治療効果の持続が可能となりました。

また，注入後の優れた成形性により，思い描くラインの成形を実現しや

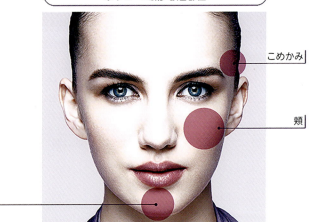

図5 ジュビダームビスタ®ボリューマXCによる治療が可能なボリューム減少改善部位
（アラガンジャパン社HPより引用）

すく，その後は変形しにくい特性を有しています。膨潤しにくい「低吸水性」の注入剤です。弾性と凝集性のバランスにより，ボリュームアップに適したリフト力を維持します。実際の治療は8〜12カ月の間隔で行うことが多いです。

手技

　深いシワや溝およびたるみなどの顔に現れる老化現象は，皮膚だけではなく，骨格の損失・後退，筋肉の肥大・拘縮，皮下脂肪の減少・下垂，支持靭帯の弛緩など，顔全体の組織構造が加齢で立体的に変化することによって起こります。このような症状の改善には，この老化のメカニズムを考慮して治療する必要があり，シワそのものを見るだけではなく，顔全体を見て，立体的な改善を考えることが重要です。

　また，患者の主訴に応えるだけでなく，最適な治療結果のための医師の診断を組み合わせて治療計画を立てることで，患者満足度は向上します。その際に，シワそのものをどう埋めるのかだけでなく，シワの原因となる下垂などの組織の位置移動を考慮し，顔全体のアセスメントを行い，注入を行います。

　治療プランニングは，MD Codes™を分類することで体系づけて優先順位を決めます。まず，骨萎縮・ボリュームロスへの修正として土台を作り，軟部組織の形を修正し，さらに表層の微調整を行います（図6）。分類した後は，治療効果・患者納得度の両面を踏まえ，Session分け（治療プランニング）を行います。Session分けによる治療は，同日にすべて行うこともありますが，治療日を分けて行うこともあります（図7）。

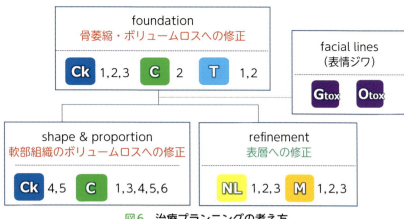

図6 治療プランニングの考え方

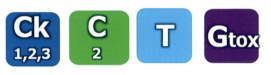

①Session 1

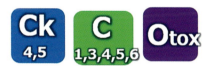

②Session 2

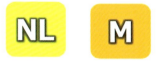

③Session 3

図7 Session分けの1例

Session 1

　ボトックスビスタ®注射を眉間の皺鼻筋および鼻根筋5カ所に合計10〜20単位打ちます（Gtox）。国内のMD Codes™によるヒアルロン酸注入はすべて鋭針で行います。

　こめかみ（Tl・T2）と眉毛尾部（El）に注入します。Tl・T2は，骨膜上に0.2〜0.5mlのボリューマをボーラス法で注入します。Elは，骨膜上あるいは深部脂肪層に0.1〜0.2mlのウルトラまたはウルトラプラスをボーラス法またはリニアスレッディング法で注入します。

　頬部のリフティングポイントとなるCk1・Ck2にはボリューマを注入します。骨膜上に0.1〜0.13mlをボーラス法で注入し，zygomatic lig.

を引き上げます．下眼瞼外側から頬の凹みがある場合は，Ck3の骨膜に近い深部に0.1〜0.3mlのボリューマをボーラス法で注入しますが，Ck3は眼窩下孔（眼窩下動静脈）に注意が必要です（図8）。

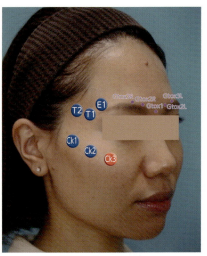

図8　Session1

Session 2

　ボトックスビスタ®注射を，外眼角から1.5〜2.0cmの眼輪筋内に1カ所，その部分から内側（前方）30°の上下に1.5〜2.0cm離れた眼輪筋内に2カ所，左右で合計6カ所，12〜24単位のボトックスビスタ®を注射します（Otox）。Session 1とこの手技を併せてVST®-Eyeと呼ばれています。

　頬骨下内側部と外側部（Ck4・Ck5）に，ボリューマを皮下に0.2〜0.5mlをファニング法で注入します。Ck5の注入の際には顔面動静脈に注意が必要です。

　顎の注入はすべてボリューマを用い，The 6-point Chin reshapeと呼ばれる注入法で行っています。C5（図1参照）は男性のためのポイントで，顎を四角くしたい時に用います。C1は面状に，皮下にリニアスレッディング法またはファニング法で0.5〜1.0mlをおとがいにラインを作るように注入します。C2は顎先を出す目的で，骨膜上にボーラス法で0.1〜0.4ml注入します。C3はC1の左右で，おとがい前方の骨膜上にボーラス法で0.2〜0.4ml注入します。C3は，おとがい動脈があるため外側になりすぎないように注意が必要です。C4はおとがい下の正中から，骨膜上または皮下にボーラス法で0.2〜0.4ml注入します。C4はC2で出た顎先を下方から前方へローテートさせる役割です（図9）。

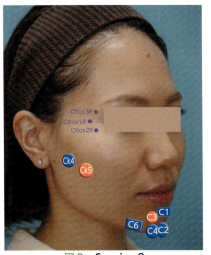

図9　Session2

Session 3

　　鼻唇溝の真皮内にウルトラまたはウルトラプラスを注入します。上部（NL1）にはファニング法またはリニアスレッディング法で0.1〜0.4ml，中央部（NL2）にはリニアスレッディング法で0.2〜0.4ml，下部（NL3）にはリニアスレッディング法で0.1〜0.2mlを注入します。実際の治療では，MD Codes™にはない注入法として，NL1の位置で骨膜上にジュビダームビスタ®ボリューマ XCをボーラス法で0.2ml程の注入を併用することが多いです。しかし，この領域は，逆行性塞栓で失明を招く眼角動脈や，鼻翼・鼻尖の壊死の原因となる上鼻翼動脈があり細心の注意が必要です。

　　マリオネットライン（M1・M2・M3）には，ウルトラまたはウルトラプラスを真皮内にリニアスレッディング法で，各部位0.1〜0.4mlを注入します（図10）。

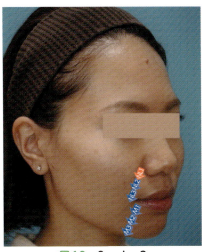

図10　Session3

症例によって，Session 1のみ，Session 2 ＋ Session 3，あるいは一度にすべてのSessionを行います．Ck1〜Ck5，NL1〜NL3，M1〜M3，C1・C2・C6の組み合せをVST®-Shapeと呼び，顔全体の印象を立体的に改善するのを目的としたMD Codes™です．

症例

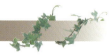

【症例❶】29歳，女性

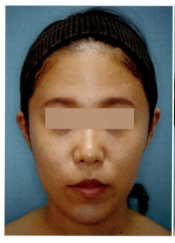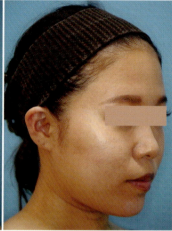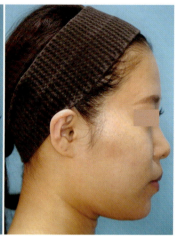

注入前

- ●**主訴**………tear troughと鼻唇溝が目立つ．

- ●**アセスメントと治療計画**…
　年齢が若く全体的なボリュームは比較的保たれている症例ですが，輪郭をより逆卵形に整えるためにこめかみへの注入も追加しました．ボリューマをT2の骨膜上に0.5ml，Ck3に0.3ml，NL1・NL2にウルトラプラスを真皮深層に注入しました．

- ●**注入直後**…T2への注入により，輪郭が整いふっくらとした印象となり小顔効果もあります．Ck3への注入で頬のボリュームが増え，前上方に丸く膨らみが出ました．鼻唇溝も不自然になることなく浅くなっているのがわかります．

- ●**注入後1カ月**…
　術直後の効果が持続しています．ヒアルロン酸は吸水性があるため，注入後に膨潤する傾向があり，予想以上に膨らんでしまうことがあります．しかし，ボリューマは以前の製剤に比べ，吸水性が低く注入直後の形状が保たれ，仕上がりを注入直後に推測できるメリットがあります．

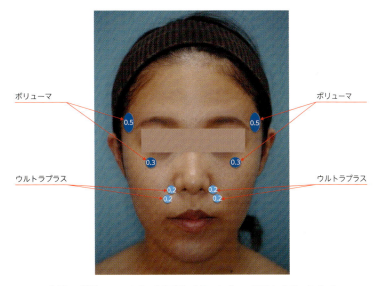

合計：ボリューマ 1.6 ml（T2 に 0.5 ml ずつ，CK3 に 0.3 ml ずつ）
ウルトラプラス 0.8 ml（NL1・NL2 に各 0.2 ml ずつ）

注入部位と量

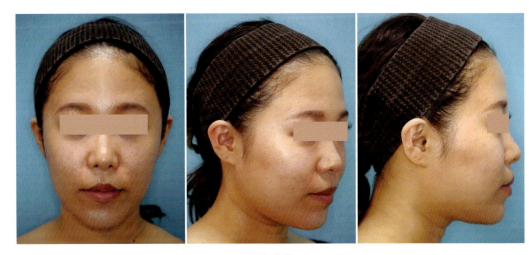

注入直後

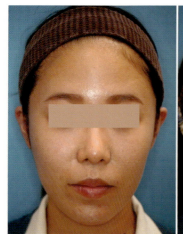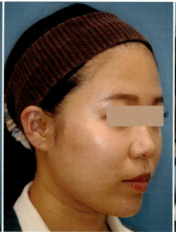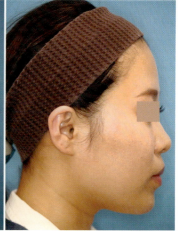

注入後1カ月

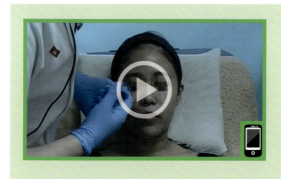

▶ 動画092（52秒）：Ck3領域への注入

　Ck3領域へのボリューマの注入です。眼窩下動静脈への塞栓リスクがあるので，穿刺後は必ず吸引をして逆血がないことを確認し，少量ずつゆっくり注入します。

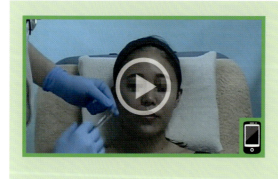

▶ 動画093（41秒）：NL1・NL2への注入

　皮下深層にウルトラプラスを注入します。逆行性塞栓で失明を招く眼角動脈や，鼻翼・鼻尖の壊死の原因となる上鼻翼動脈があるので，念のため吸引をして逆血のないことを確認してから注入します。

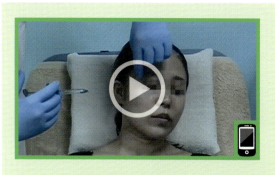

▶ 動画094（85秒）：こめかみT2への注入

こめかみT2への注入です。ボリューマを使用します。製剤付属の27G 1/2鋭針で皮膚を穿刺し、しっかり先端を骨まで届かせます。血管への刺入がないか必ずゆっくり（3秒間ほど）吸引をして逆血がないことを確認し、注入を始めます。

注入は少量ずつ、ゆっくり、痛みの有無や周囲皮膚の白色の変化がないかを確認しつつ行います。

【症例❷】32歳，女性

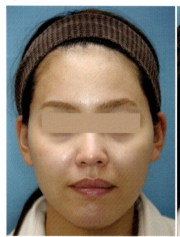
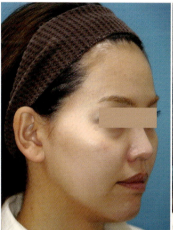
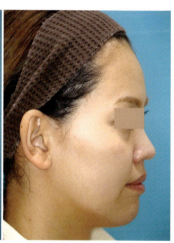

注入前

- **主訴**………tear troughと鼻唇溝が目立つ。

- **アセスメントと治療計画**…

　　輪郭を整えるためにこめかみへの注入も追加しました。ボリューマをT1の骨膜上に0.2ml、T2に0.5ml、Ck1・Ck2・Ck3にもそれぞれ0.2mlずつを骨膜上に注入しました。Ck1とCk2はzygomatic lig.のリフティングポイントですので、フィラーで杭打ちをするようなイメージで注入します。ウルトラプラスをNL1・NL2の真皮深層に0.2mlずつ注入しました。

- **注入直後**…輪郭が整い、より逆卵形に近づき印象が優しくなりました。Ck1・Ck2のzygomatic lig.のリフティング効果でフェイスラインが引き上がっている

245

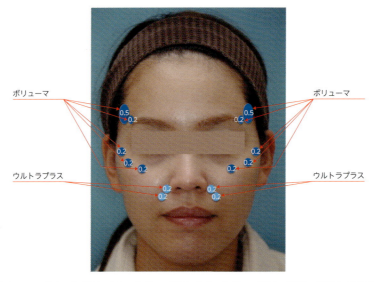

合計：ボリューマ 2.6 ml（T1に0.2 mlずつ，T2に0.5 mlずつ，CK1・CK2・CK3に各0.2 mlずつ）
　　　ウルトラプラス 0.8 ml（NL1・NL2に各0.2 mlずつ）

注入部位と量

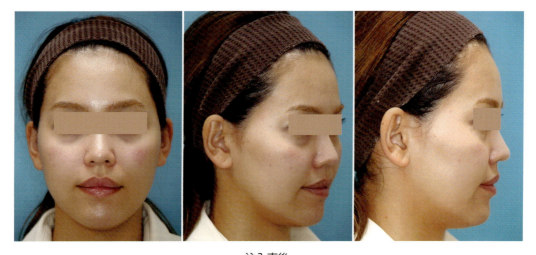

注入直後

のがわかります。

　Ck3への注入で頬のボリュームがアップし，palpebromalar grooveも軽減しています。鼻唇溝も浅くなっているのがわかります。Ck3への注入は鼻唇溝を浅くする効果もあります。

● **注入後1カ月…**

　1カ月を経過しても，術直後の効果が維持されています。

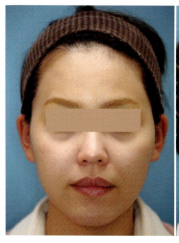
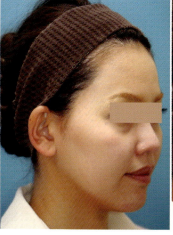
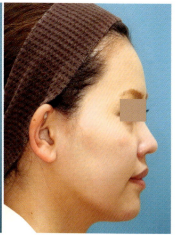

注入後1カ月

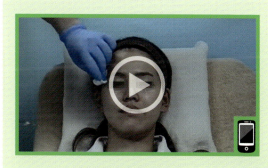

▶ 動画095（67秒・音声有）：こめかみT2への注入

　こめかみT2への注入は，骨膜までの距離が深いので，製剤付属の27G 1/2針が完全に埋まり込むこともあります．慣れないうちは，おそるおそる穿刺すると患者さんに不安を与えますので，しっかり骨まで届くように穿刺します．

　逆血確認の吸引は「1，2，3」とゆっくり数え，あわてずに注入を始めます．塞栓による皮膚の色調の変化は，穿刺部分から離れた場所に現れることもあるので，患者さんの顔全体に注意をはらって注入します．

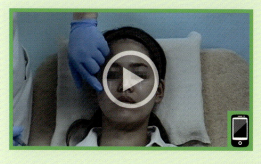

▶ 動画096（47秒・音声有）：Ck1・Ck2への注入

　Ck1・Ck2への注入はzygomatic lig.のリフティング目的ですので，利き手とは反対の手でマーキングした部分を頭側（上方）に皮膚を牽引して，ピンで留めるようなイメージで，ボリューマをボーラス法で骨膜上に注入します．

247

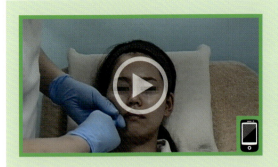

▶ 動画097（47秒・音声有）：NL1・NL2への注入
NL1・NL2は皮下深層への注入であっても，念のため吸入により逆血確認をすることが安心です。

文献

1) Maio MD: Injectable Fillers in Aesthetic Medicine(2nd ed). pp 52-56, Heidelberg, Springer, 2014
2) アラガン・ジャパン: MD Codes™ テクニックガイド（パンフレット）. アラガン・ジャパン, 2017
3) アラガン・ジャパン: ジュビダームビスタ®とは. http://vst-beauty.jp/juvedermvista/professional/pc/about/（最終閲覧 2018/3/4）
4) アラガン・ジャパン: ジュビダームビスタ®ボリューマXC添付文書. 2017
5) アラガン・ジャパン: ジュビダームビスタ®ウルトラXC・ウルトラプラスXC添付文書. 2017
6) Allergan: About JUVÉDERM VOLBELLA®. Available from URL: https://www.juvederm.com/content/resources/pdf/isi_juvederm_volbella_xc.pdf. (Accessed 4/3/2018)
7) FDA: JUVÉ DERMVOLLURE™ XC. Available from URL: https://www.accessdata.fda.gov/cdrh_docs/pdf11/p110033s020c.pdf. (Accessed 4/3/2018)

エディターズコメント

私のポイント21：アラガン社MD Codes™

　アラガン社のMD Codesと前項「ガルデルマ社のTrue Liftメソッド」は，根本的に共通している部分が多々ありますが，MD Codesの方が注入部位が多く，やや複雑です。どちらの手技もメーカーを通じてセミナーなどで習得することができます。該当商品を購入することがセミナー受講の条件となりますが，無料で熟練医師の指導を受けることができます。1つの注入メソッドにこだわる必要はなく，さまざまな手技を身につけ，症例に応じて臨機応変に対応できる「引き出し」を多数もっておくことが大切だと思います。

※本製剤は承認品であるため，施術に際しさまざまな制約（使用する針や注入部位および層など）があります。しかし実際には，施術する医師の裁量で施術が行われているのが現状です。セミナーなどでレクチャーされる内容と，実際の診療においての施術に相違が生じてしまうことが問題であると感じています。【岩城佳津美】

I 20〜30歳代のアセスメントと治療法例

II 40〜50歳代のアセスメントと治療法例

III 60歳代〜のアセスメントと治療法例

IV フィラー注入と各種治療の併用

V フィラーによる鼻の形成術

VI 近年のトレンド注入法

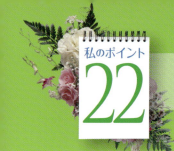

私のポイント 22 ベビーコラーゲン（Humallagen®）療法

イーストワン皮膚科・形成外科　入谷　英里
東京皮膚科・形成外科　池田　欣生

はじめに

　過去にコラーゲン製剤が台頭していた時代がありましたが，現在，注入剤の主流はヒアルロン酸製剤にその座を許してしまっています。唯一のヒト由来コラーゲン製剤であったCosmoderm®も採算が合わず，2010年に製造中止になりました。

　そこへ2012年，ヒト由来コラーゲン製剤であるベビーコラーゲン（Humallagen®）の国内での流通販売が開始されました。Ⅲ型コラーゲンを多く含み，小ジワを充填する効果に関してはヒアルロン酸よりも優れています。しかし，持続期間に個人差が大きく，誰にも適しているわけではありません。適応を見極め，注入方法が発展していけば，今後重要な注入剤になっていくのではないかと思っています。

　はたして，再びコラーゲン製剤が世界を席巻する日がくるのでしょうか！？

症例

【症例❶】70代，女性

● 主訴………鼻唇溝から口角周囲のシワ

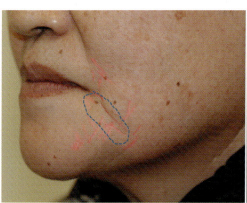 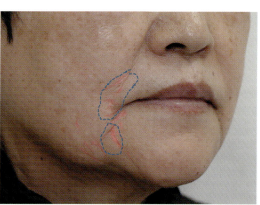

使用したフィラーの種類と量

ほうれい線・その周囲の小ジワには真皮・真皮直下の層（ピンクのマーカー部）に，マリオネットラインの深いシワには皮下組織の層にも注入しました（破線部）。
使用製剤：ベビーコラーゲン
使用量：右0.5 ml，左0.4 ml

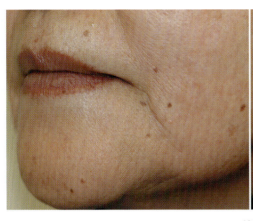
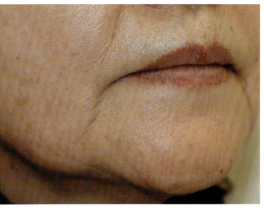

注入前

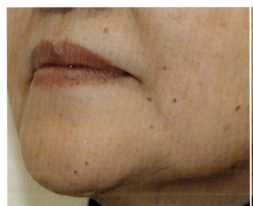
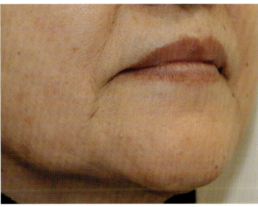

注入後2週

● アセスメントと治療計画…

　　　　鼻唇溝からマリオネットラインにかけて深いシワ，およびその周囲に格子状に斜走する小ジワが見られます。薬剤はHumallagen®〔Regenerative Medicine International（RMI）社：以下，ベビーコラーゲン〕を使用しました。麻酔は貼付局所麻酔テープまたは局所麻酔クリームを塗布し，15〜20分後に行っています。従来のコラーゲン製剤とほぼ同様ですが，シワの走行に沿って真皮内に注入します[1,2]。

　注入の際には，自動注入器（ハイジェッタ：Hifeel Korea社）を使用しています。1人の症例でも相当数の注入回数になることが多いことと，浅い真皮内へ注入するため，この自動注入器を使うことで施術者の負担を減らせます。

　治療に用いる針は35Gのエンジェニードル®（メディケード社）を使用しています。無数に存在する細かい小ジワを治療するため，少しでも内出血を予防するように工夫しています。

　この症例では鼻唇溝およびその周囲の小ジワの真皮内に注入していま

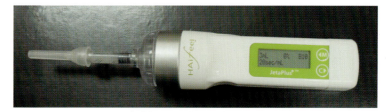

自動注入器（ハイジェッタ）

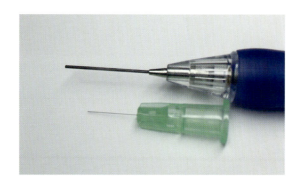

左：35G針（エンジェニードル），右：30G針

す。マリオネットラインの深いシワには，針先を皮下組織の層にも刺入させて注入しています。

● **注意点**…本症例はベビーコラーゲンの得意とする細かい小ジワが多く，治療しがいのある年齢です。しかし，高齢者は老眼が進行しているため「すぐに吸収された」「変化がない」などのクレームにつながりやすいです。

　こちらの症例もカウンセリングの時点ですでに「鼻唇溝などの深いシワの方が気になっている。まさかこんなにたくさん細かい小ジワがあるなんて気にしたことがなかった」と驚いており，まさに小ジワの存在に気づいていなかったのです！

　今回はベビーコラーゲン単独の結果を供覧するためにほかの治療を併用しませんでしたが，本来はフェイスリフトやスレッドリフトおよびほかの注入剤の併用が必要なケースです。

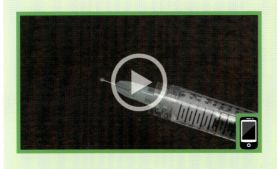

▶ 動画098(4秒):ハイジェッタ(35G)のエンジェニードル使用時

　1pushで0.005〜0.1mlまでの調整ができるため,細かい小ジワへの注入や内出血を予防したい部位への注入に適しています(動画は1push 0.05mlの設定時)。

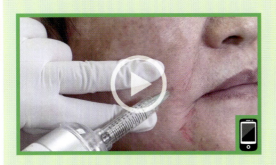

▶ 動画099(30秒):鼻唇溝周囲の小ジワ

　鼻唇溝の太く深いシワから斜走する細かく浅い小ジワをたくさん認めます。

　真皮内に細かく注入していきます。左手指でシワを伸ばしながら行うと注入しやすいです。

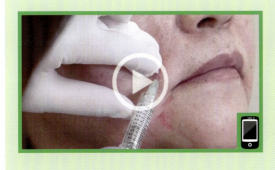

▶ 動画100(19秒):鼻唇溝直上

　鼻唇溝の太く深いシワに真皮内から真皮直下まで注入します。太いシワも,よく観察すると細かい小ジワの集合体である場合が多いです。

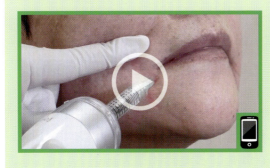

▶ 動画101(30秒):マリオネットライン

　マリオネットラインの深いシワは真皮内から真皮直下に注入します。左手でシワを引き上げるようにすると注入しやすいです。

【症例❷】40代，女性

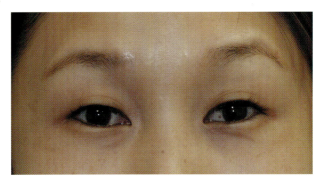
注入前

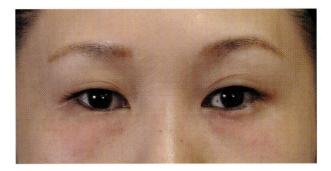
注入直後

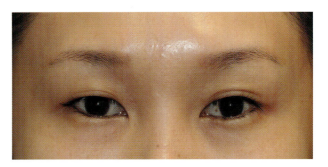
注入後3週

● **主訴**………目の下のたるみ・クマ・小ジワ，どことなく疲れた印象に見える。

● **アセスメントと治療計画**…

　　　　　　　tear troughが目立ち，皮下の眼輪筋が透見されることによる暗紫色のクマ，および色素沈着による茶色く変色した皮膚を認めます。下眼瞼には全体的に細かい小ジワがあり，色素沈着や陥凹性のクマにより疲れた印象になっています。

　症例❶と同様に細かい小ジワに対して自動注入器（ハイジェッタ）と35Gのエンジェニードルを使用しています。また，tear troughには27Gの鈍針カニューレを使い，皮下組織中層へと注入しています。

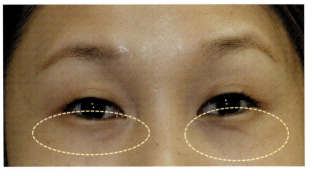

使用したフィラーの種類と量

目の下・その周囲の小ジワには真皮・真皮直下の層，tear trough の深いシワには皮下組織中層にも注入しました（点線部）。
使用製剤：ベビーコラーゲン
使用量：右0.5 ml，左0.4 ml

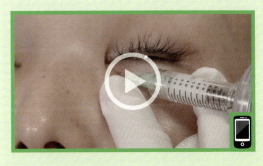

▶ **動画102（53秒）：下眼瞼への注入**

下眼瞼の細かい小ジワに沿って真皮内へ穿刺し，小ジワが充填されたことを確認してから針を抜きます。施術直後の凹凸が目立ちやすい部位なので，ガーゼで注入の都度，圧迫してなじませることが大事です。

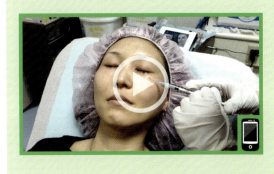

▶ **動画103（73秒）：tear troughへの注入**

カニューレを使用して，tear troughへ真皮直下から皮下組織中層をイメージして注入します。逆血を確認した後，linearに引きながら注入していきます。内出血しやすい部位なので要注意です。

● **注意点**……眼瞼周囲は真皮が薄いため，ベビーコラーゲンやPRPのように凹凸になりにくい治療が適しています。実際，細かい小ジワに張りが出るので若返りました。tear troughの補正も必要なので，実験的にベビーコラーゲンを眼窩下縁付近の皮下組織中層に注入し，補正を行ってみました。3週後にはtear troughの陥凹が一部戻ってしまっています。

本来，コラーゲン製剤は真皮内への注入が基本であり，このように皮下組織に注入を行ってもすぐに吸収されてしまいます[3]。読者の皆さんには，ベビーコラーゲン単独でのtear trough補正の限界を感じていただけたでしょうか。浅い小ジワにはベビーコラーゲンで十分ですが，ある程度深い陥凹の補正が必要な場合はヒアルロン酸製剤やPRPなどとの併用がベストでしょう。この欠点を補う目的で，ベビーコラーゲンブースターという手法を開発しました。

【症例❸】30代，女性

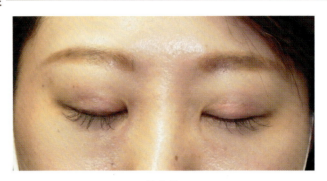

注入前

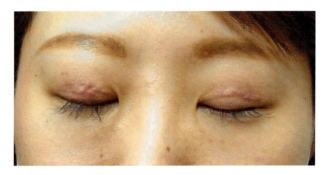

注入直後

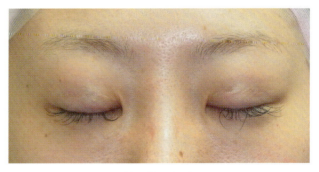

注入後3カ月

● **主訴**………前医で二重の全切開術を受けたが，その傷がガタガタで気になる。

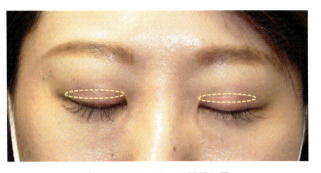

使用したフィラーの種類と量

両側上眼瞼の術後瘢痕の直下に注入します（点線部）。注入直後は膨疹のように注入部が膨らみますが，2〜3日で軽快します。
使用製剤：ベビーコラーゲン
使用量：右 0.05 ml，左 0.05 ml

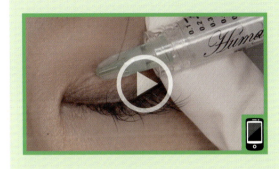

▶ 動画104（58秒）：上眼瞼の術後瘢痕への注入

上眼瞼の瘢痕の直下に針を刺入させ，膨疹を作るように注入していく。皮膚組織と瘢痕を剥離するように注入していくとよい。

● アセスメントと治療計画…

　　前医で行われた手術創はすでに6カ月以上経過しており，切開部の癒着が不均一であるため凹凸を認めます。典型的な陳旧性の術後瘢痕です。
　　術後瘢痕の下床へ癒着をしている部位にベビーコラーゲンを注入することにしました。症例1，2と同様に自動注入器（ハイジェッタ）と35Gのエンジェニードルを使用しています。注入する際は，ベビーコラーゲンで癒着を剥離するようなイメージで行うとよいです。針先を上眼瞼の瘢痕内に進め，そこで膨疹を作ります。

● 注意点……注入直後は膨疹ができたように見えますが2〜3日で軽快することを事前に説明しておきましょう。また，硬い瘢痕内に注入をするので痛いです。
　　経験的に瘢痕組織にベビーコラーゲンを注入すると瘢痕が目立ちにくくなることがありますが，具体的な機序や効果の確立はいまだできていません。実験的な手法であり，瘢痕形成術が適さない部位や症例には必ず効果があるとは断言できませんが，行ってみる価値のある手法です。
　　後述しますが熱傷後瘢痕拘縮などの二次治癒をした瘢痕やケロイドなどには適していません。

ベビーコラーゲン（Humallagen®）とは

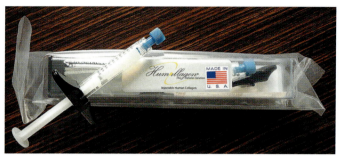

図1 ベビーコラーゲン

　美容領域で使用されてきたコラーゲン製剤の歴史は古く，ヒアルロン酸製剤が一般的に普及する以前は高頻度に使用されてきました[1)~3)]。ウシやブタといった異種由来のコラーゲン製剤はアレルギー反応を起こす可能性があり，施術前にアレルギーテストを行わなければなりません。

　一方，ヒト由来コラーゲン製剤は以前，Cosmoderm®（Allergan社）が国内で流通していました。同種由来なのでアレルギーテストが不要であり非常に有用でしたが，ヒアルロン酸製剤に比べ採算が合わないため2010年に販売中止となりました[3)]。

　2012年より5.0％ヒト胎盤由来コラーゲン製剤であるベビーコラーゲン[2)]（Humallagen®）が誕生・流通するようになり，新しい注入剤として治療の選択肢が増えました（図1）。この製剤は米国で定期的な安全性試験の実施や，清潔な無菌操作を経て製造されています。また，FDAより治験用に製造する許可や，人道機器の承認および市販前承認を得ています。

　これは本剤が高品質かつ安全性の高い医療機器として承認されている証です。2018年の時点では，販売許可を得るための臨床試験の準備がなされている状態です。

　製剤の特徴は以下の通りです。
①乳白色の製剤であり，薄い皮膚などの部位に注入してもチンダル現象を引き起こしにくい
②Ⅰ型コラーゲンとⅢ型コラーゲンを1：1の割合で含んでいる
③周囲組織となじみやすく，凹凸などを作りにくい
④深部に充填して組織を支持する力はないが，細かい小ジワを埋めるのに向いている[4)5)]
⑤持続期間は個人差があり，平均2～6カ月で代謝される（しかし，定期的に注入を行っていくにつれ持続期間が延長していく傾向がある[1)]）

　製造者であるDr.Harrellは，ベビーコラーゲンはⅢ型コラーゲンを多く含むため，従来のフィラーでは考えられなかった脂肪細胞や血管の新生，

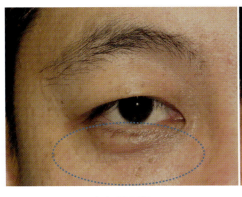

(a) 注入前

右目の下にベビーコラーゲン 0.6 ml 注入（点線内）

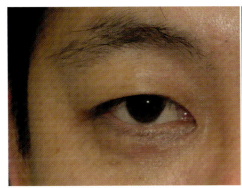 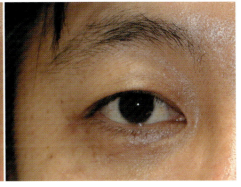

(b) 注入直後

(c) 初回注入後 6 カ月（合計 2 回注入）　　(d) 初回注入後 2 年（合計 4 回注入）

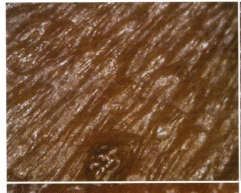 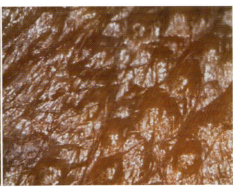

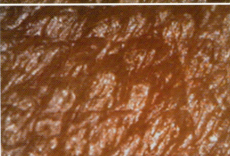

①注入前
②初回注入後 6 カ月（合計 2 回注入）
③初回注入後 1 年（合計 3 回注入）

(e) ベビーコラーゲン注入部皮膚拡大像（iscope×50）

図 2　定期的にベビーコラーゲンを注入された皮膚の状態

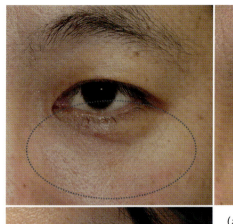
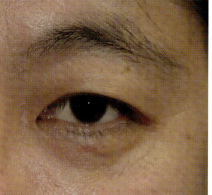
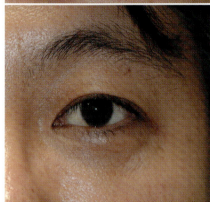

(a) 注入前
　左下眼瞼のシワや陥凹部にヒアルロン酸製剤 0.2 ml 注入（注入は初回のみ）
(b) 初回注入後 6 カ月
(c) 初回注入後 1 年

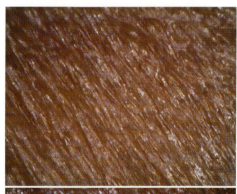
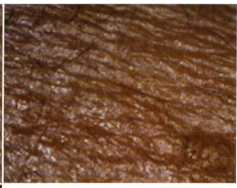
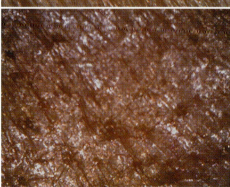

①注入前
②初回注入後 6 カ月
③初回注入後 1 年

(d) ヒアルロン酸注入部皮膚拡大像（iscope×50）

図3　ヒアルロン酸を注入された皮膚の状態

および創傷治癒促進などの効果[6)7)]が期待でき，組織再生の機能を兼ね備えた新しい世代の注入剤であると提唱しています。はたして本当に次世代のフィラーとして脚光を浴びるようになる製剤なのか，今後も動向が気になります。

ヒアルロン酸製剤との使い分け

ベビーコラーゲンにはヒアルロン酸製剤のような組織充填力はなく，骨膜上に注入することでリフトさせるような効果は期待できません[3)4)]。しかし，チンダル現象を引き起こしにくいため，薄い皮膚や真皮内に注入ができるというメリットがあります。肌馴染みが良いので，硬結や過量注入の心配も少なく，欧米人のような真皮の薄い皮膚によく適しています。

また，ベビーコラーゲンを注入している患者さんから「どことなく肌が元気に見えるようになった」「肌が若返ったような気がする」というコメントをいただくことがあります。定期的にベビーコラーゲンを注入されてきた方の皮膚を拡大して観察してみました。注入前にはシワが多かった皮膚でしたが，注入を繰り返していくうちに皮膚紋理がはっきり確認できるようになります。（図2）。これは，一時的に皮内にⅢ型コラーゲン量が増えることが関係しているのではないかと推察しています。

一方，ヒアルロン酸製剤のみを注入しただけでは皮膚の状態に大きな変化はありませんでした（図3）。

ベビーコラーゲンの注入で得られる微細な皮膚の質感の変化が，患者さんの満足度につながっていると思われます。ベビーコラーゲンとヒアルロン酸製剤はその分子量や粘度，質感，および適応となるシワも異なるので，その長所と短所をよく理解し，併用することでより満足のいく結果になります。

生体内での作用

ベビーコラーゲンを遠心分離してみると，ヒト胎盤由来のプラセンタと同じ分画を示しており，ヒト胎盤由来であることが確認できました（図4）。ヒト由来の製剤なのでアレルギー反応を起こさず，多くの患者さんに安心して使用できます。まれにアレルギー反応を起こすことがありますが，短期間で消失します[3)]。

ところで，注入剤には「これを注入することでコラーゲンが産生されます」と謳っているものが多いですが，本当のところはどうなのでしょうか？ 本当にコラーゲンが増生するのでしょうか？ 以前より素朴な疑問を抱いていました。そこで，実際に健常な成人男性にベビーコラーゲンを注入し，その組織を摘出してみて，それぞれⅠ型コラーゲンとⅢ型コラーゲンの免

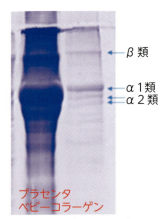

図4 プラセンタとベビーコラーゲンの電気泳動結果

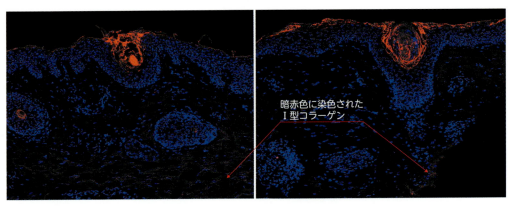

(a) 正常皮膚（コントロール）組織　　(b) ベビーコラーゲン注入皮膚組織

図5 Ⅰ型コラーゲン免疫染色結果

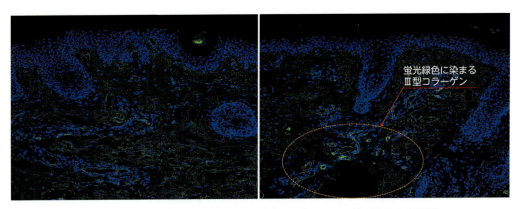

(a) 正常皮膚（コントロール）組織　　(b) ベビーコラーゲン注入皮膚組織

図6 Ⅲ型コラーゲン免疫染色結果

疫染色を行ってみました（図5，6）。

Ⅰ型コラーゲン染色はコントロールと比較して変化を認めませんでしたが，Ⅲ型コラーゲン染色ではベビーコラーゲン注入側の組織の真皮内に蛍光緑色の沈着を認めました。これは，注入したベビーコラーゲン内のⅢ型

コラーゲンが染色されていると思われます。

コラーゲン製剤である本製剤を組織内に注入するので，組織内のⅢ型コラーゲン量は注入直後から一過性に増えます。一時的ですが胎児期の真皮に近い状況を作れるのではないでしょうか？

では，一方のⅠ型コラーゲン量はどうかというと…繰り返しベビーコラーゲンの注入を行われていた症例でしたが，Ⅰ型コラーゲンの変化はコントロール側組織と比べて大差はありませんでした。

ヒアルロン酸による注入では，物理的な線維芽細胞の伸展刺激によってコラーゲン産生が促進されることが証明されています[4]。ベビーコラーゲンでも同様の機序が起こることは推測されますが，必ずしもⅠ型コラーゲンの増生につながるわけではないようです。

今後も症例数を増やして調査・研究を行っていくと，Dr.Harrellが提唱するように従来のフィラーでは考えられなかった効果[6)7)]が確認されるかもしれません。

ベビーコラーゲンのメリットとデメリット

● メリット…

①皮膚に多く存在するコラーゲンと同質の材料なので，施術後の自然さや肌馴染みの良さ，チンダル現象を引き起こしにくいなどの特徴があり，薄い皮膚や真皮内への注入において優れた結果を得られる
②硬結や過量注入の心配が少ない
③ヒアルロン酸アレルギーの患者さんにも使用できる
④従来のコラーゲン製剤とは異なり，皮内テストの必要がない

● デメリット…

①代謝が早く，平均2～6カ月で代謝される。ただし，注入を繰り返すほど持続期間が延長する傾向がある
②針の刺入を複数回行うので内出血の可能性が増える
③細菌で合成されるヒアルロン酸製剤よりも製造コストがかかるため高価
④コラーゲンアレルギーの患者さんには使用できない
⑤組織充填力は弱いので，深いシワには適さない

最新の知見では，ベビーコラーゲンとPCL製剤やPRPを混合して注入する手法（ベビーコラーゲンブースター）も開発されてきており，より長く持続し，深いシワへも効果を発揮する日も近いかもしれません。

カウンセリングのポイント

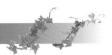

施術前に前述の特徴を十分説明しないとクレームにつながる場合があるため注意が必要です。ベビーコラーゲンを導入したものの，「すぐ戻ってしまった」「変化がわからない」と訴える患者さんが多いので，すっかり辟易してしまった経験をおもちの先生方もいらっしゃるのではないでしょうか？

われわれは，このベビーコラーゲンで満足度を得られる患者層はかなり限られていると考えています。どの年齢層にもまんべんなく受け入れられる注入剤ではないのです。

カウンセリングの際に，患者さんへ以下のような説明をしてみて，ベビーコラーゲンが適しているかの基準にしてみるとよいでしょう。

「ベビーコラーゲンの最も良い適応の患者さんとは女優（もしくは俳優）でしょう。ハイヴィジョンの映像で微細な肌の質感まで拡大され周知されるため，限りなく自然な仕上がりを求めています。それに，頻回の注入が必要となり，コストがかかるのですが，そのことを気にしない方，ボトックスのような筋肉の動きに作用する製剤は演技の際の表情に影響するので避けたいという方にとても喜ばれます。どうでしょう，ベビーコラーゲンはまさに女優さんが求めている注入剤だと思いませんか？」

この説明を聞き，メリットであると感じる方，女優とはまさに自分のような人間のことではないか！！と賛同するような方はクレームになりにくいので積極的な適応としています。

一方，特に注意して施術しなければならない患者さんは高齢者です。細かい小ジワから深いシワ，たるみ，顔面骨の萎縮などなど，ありとあらゆる加齢性変形のデパートのようになっていますね！　一見すると治療しがいのある良い適応のように感じるのですが，概して高齢者は細かい小ジワに関しては気にしていないことが多いのです（老眼で細かい部分は見えていないことが多いようです）。もしくは，それ以上に鼻唇溝やマリオネットラインおよびゴルゴラインなどの深いシワに注意が注がれているケースが多いです。

このような患者さんに繊細な仕上がりのベビーコラーゲンだけで施術を行っても「まったく変化がない！」と言われてしまうだけなので，事前に十分な説明を行って納得して施術を受けていただくようにしましょう。

また，どの分野でも共通ですが，金銭的に余裕がない患者さん，無理難題を訴えてくる患者さん，医療者との意思疎通が困難な患者さんは避けておくか，代替となる治療を提案してみましょう。

今後の展望

胎児期と成人では創傷治癒の結果がまったく異なるのは，Ⅲ型コラーゲンの比率の差によるものだろうといわれています[8)9)]（胎児の真皮はⅢ型コラーゲンを多く含み，全体の30〜50%を占めるといわれていますが，成長とともにその比率は減少し，成人の真皮においては5%以下です）。

では，新鮮創にベビーコラーゲンを注入してみたらどうなるのでしょう

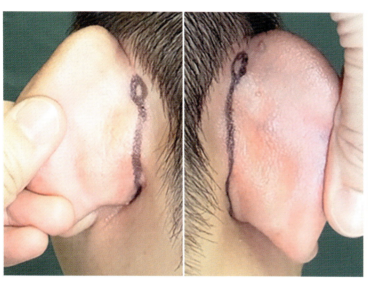
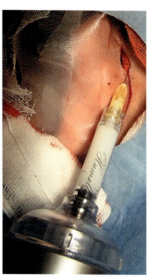

(a) 健常な成人男性の耳介後面の皮膚を全層で切開して創傷モデルを作成しました。

(b) 左耳介：ベビーコラーゲン0.6 mlを創縁より真皮・皮下に注入しています。

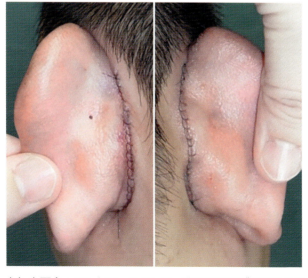

(c) 右耳介：コントロールとして，注入は行わず単純縫合のみ行いました。

図7　40歳代，男性

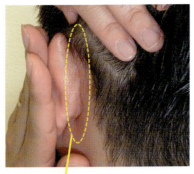

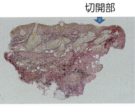 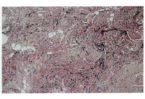

Iscope(×50)	HE(×20)	Elastica van Gieson(×4)	Elastica van Gieson(×20)
瘢痕は細く目立ちにくい	真皮層の間隙が多く著明な線維化はない	黒紫色：弾性線維 赤色：膠原線維	

(a) ベビーコラーゲン注入側

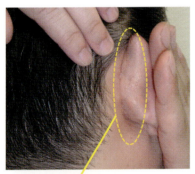

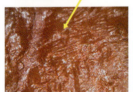 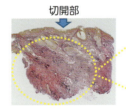 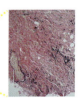

Iscope(×50)	HE(×20)	Elastica van Gieson(×4)	Elastica van Gieson(×20)
瘢痕の幅は太い 周囲は拘縮により硬い	真皮から皮下組織に一塊になった線維組織を認める	黒紫色：弾性線維 赤色：膠原線維	

(b) コントロール側

図8　切開・縫合後6カ月

か？　もしくは陳旧性の瘢痕に注入した場合は？　二次治癒の瘢痕組織では？

　大なり小なり皮膚の瘢痕組織形成との付き合いを余儀なくされている形成外科医であれば，瘢痕拘縮を少なく治癒することは永遠の命題だと思います。

われわれは，健常な40歳代男性の耳介後部を使って創傷治癒モデルを作成しました（中縫いは行っていません：図7）。片方には縫合の際にベビーコラーゲンを注入しています。術後6カ月に皮膚拡大画像で縫合創を比べてみると，ベビーコラーゲン側は瘢痕の幅は狭小で浅く，目立ちにくいです。また，それぞれの組織検体を採取して比較したところ，コントロール側は正常な創傷治癒過程を示し，真皮から皮下組織に密集した一塊となる瘢痕組織を認めていました。

　一方，ベビーコラーゲン注入側は顕著な線維化を認めず，配列の整った膠原線維を認め，正常皮膚と類似する所見でした（図8）。

　一次治癒した創傷の場合，創内のⅢ型コラーゲン濃度がある一定以上であると，線維芽細胞や膠原線維の集積が無秩序に，過剰に起こらないのではないかと推測しています。つまり，縫合部にベビーコラーゲンを注入しておくと，より目立たない瘢痕に成熟させられるかもしれない，と考えています。

　一方，二次治癒した病変の瘢痕内（熱傷後瘢痕拘縮など）にベビーコラーゲンを注入する，という試みも行ってみました。数例行いましたが，施術前後に変化を認めませんでした。このことから，二次治癒した病変を再生させるほどの細胞誘導作用はベビーコラーゲンにはないと考えられます。

　これまでわれわれが行った検証では，Dr. Harrellが指摘したような新規のコラーゲン増生，脂肪細胞の増加，血管新生などは認められませんでしたが，今後も症例数を増やして調査していくことで，ベビーコラーゲンの新しい可能性が発見されるかもしれません。

FOCUS ──私の手技・主義

　今回はベビーコラーゲンを主体に述べましたが，当院の日常診療では保険診療の患者さんから手術適応の患者さん，その他各種フィラーの患者さんまで幅広く対応しています。

　ベビーコラーゲン単体の注入法に関してはご覧のとおり，あまり難しい方法ではないと思います。今後は水光注射として注入してみるか，ベビーコラーゲンブースターとして他製剤との併用で効果を出していくかといったことに焦点が当てられていくのでは？　と思っています。むしろ，ベビーコラーゲンは患者さんの適応を判断することが成功の秘訣だと常々思います。

　美容医療分野の患者さんには，醜状恐怖症や強迫性障害および統合失調症などの病状の一部なのではないか？　と疑わしい方や偏った嗜好の方もいらっしゃいます。多数の患者さんを限られた診療時間内で診察しながら各

キャラクターを判断し，適切な対応をしていかねばならない時，最後の最後は自分の直感・感性を信じるようにしています。

「理屈ではないけれども自分の感性がなんだか変だぞ？？」と訴えている時は素直に耳を傾けるようにしています。

文献

1) 征矢野進一：美容医療用生体材料（異物）の安全性吸収性材料と注意点．日美外会報 28：167-173, 2006
2) 征矢野進一：コラーゲン．PEPARS 81：6-12, 2013
3) 征矢野進一：治療の考え方・コツ．美容外科注入治療（改訂第2版），pp52-54, 全日本病院出版会，東京, 2018
4) Bingci Liu, Zenglu Xu, Ruirao Yu, et al: The use of Type I and Type III injectable human collagen for dermal filler: 10years of clinical experience in China. Seminars in Plastic Surgery 19: 241-250, 2005
5) 岩城佳津美：下眼瞼（tear trough）への注入．フェイシャル・フィラー；注入の極意と部位別テクニック，pp99-105, 克誠堂，東京, 2017
6) Cheng W, Yanhua R, Fang-gang N, et al: The content and ratio of type I and III collagen in skin differ with age and injury. African J Biotech 10: 2524-2529, 2011
7) Susan W, Yanjian W, Elizabeth A: Diminished type III collagen promotes Myofibroblast differentiation and Increases scar deposition in cutaneous wound healing. Cells Tissues Organs 194: 25-37, 2011
8) 落合博子，貴志和生，久保田義顕：間葉系幹細胞移植がブタ皮膚急性創傷治癒へ与える影響．形成外科 60：1232-1239, 2017
9) 木下真由美，星智昭，新井智美：ラット皮膚創傷部における細網線維，Ⅲ型コラーゲンの検討．帝京医誌 30：305-311, 2007

私のポイント22：ベビーコラーゲン（Humallagen®）療法

　ベビーコラーゲンは，私にとっては料理でいうところの塩・コショウ的存在であり，ちょっとした細かい仕上げになくてはならない製剤です．特に，ヒアルロン酸ではどの製剤を使用しても後々チンダル現象や浮腫が生じてしまうtear trough浅層への注入には，ベビーコラーゲンが欠かせません．欠点は，本項にも述べられているように吸収がやや早い点ですが，溶解剤のないコラーゲン製剤にとっては，安全性の面では長所ともいえるのではないでしょうか．

　患者さんが不具合を訴えてきた場合，1～2カ月待っていただくだけで解決します．また，繰り返しの注入により徐々に効果が定着してくることは経験上実感していますので，コラーゲンブースターとしての働きを有している

ことは間違いないと思います。

※現在，アガロース製剤（Algeness®）がベビーコラーゲン同様にtear trough浅層に使用できるか検討中です（次頁コラム「新しいトレンドとなるか？；100％天然素材の注入剤を使用したボタニカルフィラー™治療」参照）。【岩城佳津美】

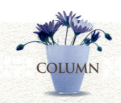

私が経験した貴重な症例

出張先の一般病院で勤務していたころ，壮年の男性が繰り返す陰茎の潰瘍を訴え来院してきました。診察してみると，俗に「真珠」と呼ばれる異物がいくつか挿入されており，その1カ所が刺激で浅い潰瘍を繰り返しているようでした。

「30年くらい前に入れたんですわ〜。もう，若気のいたりでねえ〜。これ象牙でできた真珠なんよ〜。エライ高かったんよ〜」と過去の武勇伝を語りながら教えてくれました。結局，この慢性的に潰瘍を作ってしまう部位だけ異物除去を行うことになりました。

実際，周囲瘢痕組織とともに薄黄色の異物を除去しました。「ついでに病理検査に出してみますね〜」と軽い気持ちで提出した病理検査では，なんと「陰茎異物。プラスチックと思われる合成樹脂」との結果が！

私は当時，非常に鮮烈な衝撃を覚えたものでした。病理検査って…こんな謎の異物まで検査してくれて丁寧に結果まで出してくれるなんて!!!

そうして，この男性ですが，この病理検査を聞いて言葉を失い呆然として帰っていかれました。その背中は初診時よりも小さく見えました。医師としては，病理検査の結果を寸分違わず説明する義務をまっとうしましたが，嘘であっても「象牙でした」と伝えてあげた方が人としての優しさだったかもしれません。あれから10年近く経ちましたが，患者さんの病理検査結果を開封する度に思い出す経験です。【入谷英里】

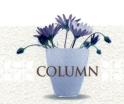

COLUMN

新しいトレンドとなるか？
―100%天然素材の注入剤を使用したボタニカルフィラー™治療―

　現状において，フィラー注入には世界的にヒアルロン酸製剤が圧倒的に汎用されています。体内に存在するヒアルロン酸と同じ物質を注入するという概念のもとに普及し，今や約30年の歴史があります。しかし，有効性のみならず有害事象についての報告も多数なされており，血管塞栓など主に施術手技に依存する合併症のほかに，海外ではヒアルロン酸製剤に含有される化学物質（架橋剤：BDDEなどの接着剤原料）による遅発性の合併症について，議論が続いています。

　各ヒアルロン酸製造企業は，技術開発によってBDDEなどの化学物質の含有量を低減させてきたため，私は治療経験上，BDDEなどが原因と考えられる合併症を経験したケースはありません。しかし，マウスでの発癌性[1]，ショウジョウバエでの変異原性[2]，遅発性の炎症反応，皮膚の硬化，浮腫，圧痛，小結節などの発生が報告されている[3)4)]こと，頻回の施術による架橋剤蓄積の閾値と遅発性合併症の頻度が臨床的に不明であることも事実です。また，遅発性合併症は主として製剤に起因するものであるが故に，術者の技術に依存せず発症するため，事前にリスクを低減することは難しいと考えます。

　そのため，含有量の多少を問わず，「BDDEなどの化学物質を一切含まないフィラー製剤が望ましいのではないか」という意見があり，現在ヒアルロン酸製剤と比して注入効果に遜色がないかどうかを検討しているのが，化学物質フリーのアガロース製剤Algeness®（Advanced Aesthetic Technologies社）です（図1）。

　日本では，Algeness®製剤を使用した注入療法をボタニカルフィラー™治療と呼びます。Algeness®は，2019年3月の時点でまだFDA未承認ですが，すでに欧州・中東・アジアを中心に世界約60カ国で供給されています。この製剤は，天然の紅藻より作られたagar-agar（寒天）から，硫酸エステルを含みゲル化能が低いため不要とされるアガロペクチンを除去し，さらに主成分となるアガロースの純化を行い，加熱および冷

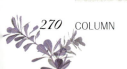

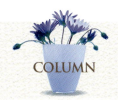

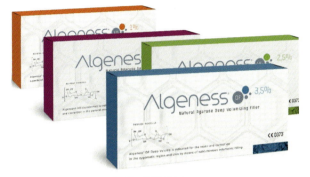

図1　製剤写真
　それぞれ1シリンジあたり1.4ml入り。注入層は皮下から骨膜上となっている。

却の工程によりゲル化したフィラー製剤です。含有アガロースの濃度によって4種類の製剤があり（1％，1.5％，2.5％，3.5％で，基材は滅菌水。ただし，2.5％および3.5％製剤は注入時の潤滑剤として非架橋ヒアルロン酸を0.4〜0.5％含む），メーカーが提唱する臨床的な持続期間は，1％製剤が3〜4カ月，3.5％製剤では10〜15カ月とアガロースの濃度に依存的となっています。

　当製剤がヒアルロン酸製剤と比して有利であると考えられる点は，化学物質を一切含まないということに加え，注入後に多少の腫れは見られることがあるものの，本剤はハイドロコロイド（Hydrocolloid：親水コロイド）であるため，注入後に水分を引かず，術直後の結果がそのまま注入の効果であるということ，また望まない仕上がりとなった場合や，血流障害などのトラブル発生時には，ビタミンC注射溶液を施術部位に局注することによってゲル構造を解き，トラブル回避が図れるということが挙げられます。また，アガロースはヒアルロン酸と同じポリサッカライドなので，ヒアルロニダーゼで溶かすことも可能です。

　Algeness®の主成分であるアガロースが著名なPlastic and Reconstructive Surgery（PRS）誌に登場したのは2007年です[5]。本研究では，生体適合性評価の目的でラット（n=96）を使って，アガロース製剤群，コラーゲン製剤群，プラセボ製剤群，コントロール群の4群に分け

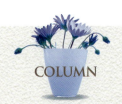

COLUMN

て注入し，病理組織学的および組織形態学的な検討を最大8カ月まで行っています．その結果，コラーゲン製剤群は低い細胞浸潤と製剤の大幅な低下を示したのに対し，アガロース製剤群は高い生物活性と生分解能を示すとともに，肉芽腫の発症もなく組織内によく取り込まれ，本剤の中にコラーゲンが観察されていたと述べられています．また，現在論文投稿準備中とのことですが，ある大学が行った昨年の研究発表によれば，1.5％のアガロース製剤をヒト12人の殿部へ注入したうえで，0・1・3・6・12カ月後の5回にわたりバイオプシーを行った結果，1・3・6カ月後においてアガロースゲルはヒト組織内によく取り込まれ，生理学的な炎症反応および線維成分とコラーゲン形成がある一方で，肉芽腫様の活動や線維性のカプセル化は見られず，12カ月後においてはマクロファージの貪食により本剤は消失していたと述べられています[6]．

科学的なものではありませんが，「ビタミンC溶液でアガロース製剤のゲル構造が解消されるのであれば，血液でも同様の結果が得られるのでは？」という仮説のもとに，当院でアガロース製剤とヒアルロン酸製剤の簡単な比較実験を行ってみました．具体的には，アガロース2.5％製剤，ヒアルロン酸製剤それぞれ約0.4mlの上から採取したばかりの静脈血を滴下し，

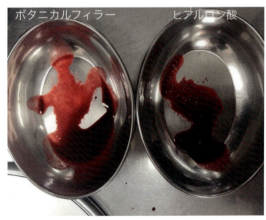

図2 新鮮血液とフィラー（アガロース製剤およびヒアルロン酸製剤）の混合実験

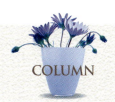

COLUMN

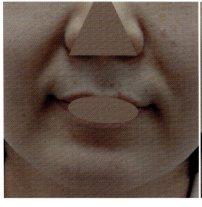 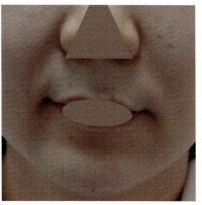

注入前　　　　　　　　　　　注入後

ボタニカルフィラー™治療例①：40歳代，女性

注入部位は，3.5％ Algeness®をほうれい線基部骨膜上に0.6ml（左右0.3mlずつ），顎に0.4ml，1.5％ Algeness®をほうれい線浅層に0.6ml（左右0.3mlずつ），マリオネットライン浅層に0.6ml（左右0.3mlずつ）。直後の仕上がり感はヒアルロン酸と遜色はない。

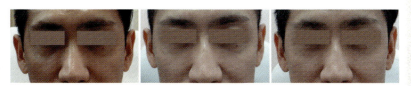

注入前　　　　　注入後1カ月　　　　注入後3カ月

ボタニカルフィラー™治療例②：40歳代，男性

tear troughの皮下浅層に1.5％ Algeness®を注入した。注入から3カ月が経過しているが，ヒアルロン酸製剤で生じやすいチンダル現象や浮腫もなく，効果もほぼ維持できている。左側は1.5％製剤1.4mlをキシロカイン0.2mlで希釈したもの，右は1.5％製剤を希釈なしで，左右とも0.2mlずつ注入した。

ニードルの先端を使って約30秒にわたり混合してみました。その結果，ヒアルロン酸製剤ではゲル状の粒子をはっきりと確認できるのに対し，アガロース製剤ではほぼ粒子が見えなくなるまで液状化しました（図2）。血液に接触することでゲル状の粒子が液状化すれば，万が一血管内に誤注入を行っても，失明や皮膚壊死など重篤な結果に至りにくい可能性があります。

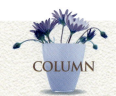

COLUMN

　実験が生体の血管内ではなく解放された状態であり，また血圧がないため一概にはいえませんが，昨今問題となっている血管塞栓のリスクが低減される製剤であるとすれば，ほかのフィラー製剤と比して大きな利点となるでしょう。【岩城佳津美】

文献

1) CIBA-GEIGY Corp., Ardsley NY: Environmental Protection Agency, Washington, DC. Office of Toxic, downloaded on Mar 9th 2019 at: https://ntrl.ntis.gov/NTRL/dashboard/searchResults/titleDetail/OTS0513957.xhtml (Accessed 1 4 2019)
2) Foureman P, Mason JM, Valencia R, et al: Chemical mutagenesis testing in drosophila: results of 50 coded compounds tested for national toxicology program. Envron Mol Mutagen 23: 51-63, 1994
3) Keizers PHJ, Vanhee C, van den Elzen EMW, et al: A high crosslinking grade of hyaluronic acid found in a dermal filler causing adverse effects. J Pharm Biomed Anal 159: 173-178, 2018. doi: 10.1016/j.jpba.2018.06.066. Epub 2018 Jul 2.
4) Bhojani-Lynch T: Late-onset inflammatory response to hyaluronic acid dermal fillers. Plast Reconstr Surg Glob Open 5: 1532, 2017. doi: 10.1097/GOX.0000000000001532. eCollection 2017 Dec.
5) Fernández-Cossío S, León-Mateos A, Sampedro FG, et al: Biocompatibility of agarose gel as a dermal filler: histologic evaluation of subcutaneous implants. Plast Reconstr Surg 120: 1161-1169, 2007
6) Pirino A, et al: Histologic study of biocompatibility and tissue interactions between an agarose gel filler and the human skin. Centre for research and development in aesthetic medicine, nutraceuticals and cosmetology, University of Sassari, Italy, 2018

- I 20〜30歳代のアセスメントと治療法例
- II 40〜50歳代のアセスメントと治療法例
- III 60歳代〜のアセスメントと治療法例
- IV フィラー注入と各種治療の併用
- V フィラーによる鼻の形成術
- VI 近年のトレンド注入法

編者紹介

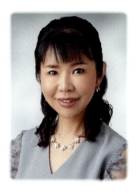

岩城 佳津美（いわき かつみ）
いわきクリニック形成外科・皮フ科　院長

【　経　　歴　】
- 1995年　大阪医科大学医学部　卒業
- 1995年　京都大学医学部附属病院　麻酔科研修医
- 1997年　済生会中津病院形成外科　専修医
- 1998年　城北病院〔現：北山武田病院（京都市）〕形成外科・美容皮膚科　常勤医
- 2003年　京都府長岡京市にて「いわきクリニック形成外科・皮フ科」開業

【 所属学会 】
日本形成外科学会，日本皮膚科学会，日本美容外科学会，日本医学脱毛学会(理事)，日本臨床形成美容医会，日本臨床皮膚外科学会，日本美容皮膚科学会

【 得意分野 】
レーザー治療全般をはじめ，あらゆる皮膚のトラブルに対応すべく，美容皮膚科診療にも力を注いでいる。特にフィラー注入においては18年の治療経験をもち，多くの学会発表に加え，医師向けの講演会，セミナーなどの講師依頼も多数あり。

【 趣　　味 】
Siesta（昼寝），写真撮影（特に風景・花），旅行（一人旅），トレッキング，ポール・マッカトニーの追っかけ

【 主な著作 】

論　文
- フィラー注入；近年のトレンドと施術手技．美容皮膚医学BEAUTY Vol.2 No.3, 2019
- ヒアルロン酸の注入；皮下組織．美容皮膚医学BEAUTY Vol.2 No.1, 2019
- シワの注射治療2；フィラー．美容皮膚医学BEAUTY創刊号, 2018
- （フィラー）注入によるシワ治療．Bella Pelle Vol.2 No.2：28-32, 2017
- フィラー注入による顔面の若返り治療．日美容外会報38：81-91, 2016
- 炭酸ガスフラクショナルレーザーを用いた痤瘡後瘢痕の治療．形成外科58：769-779, 2015
- 下眼瞼のちりめんじわ・眼瞼のくすみに対する治療戦略．PAPERS 75：55-63, 2013

書籍(単著)
- フェイシャルフィラー；注入の極意と部位別テクニック．克誠堂出版，東京, 2017

書籍(共著)
- フィラー注入最近のトレンド；支持靭帯を意識した注入法．WHAT'S NEW in 皮膚科学 2018-2019，宮地良樹他編，メディカルレビュー社，東京, 2018
- 注入療法．最新 美容皮膚科診療ナビゲーション，秋田浩孝編，秀潤社，東京, 2018
- ヒアルロン酸・レディエッセの注入手技①；治療の基本と私の考え方．Non-surgical美容医療超実践講座，宮田成章編者，全日本病院出版会，東京, 2017
- フィラー注入の極意は？ 専門医でも聞きたい皮膚診療100の質問，宮地良樹編，メディカルレビュー社，大阪, 2017
- スキンケアの基礎知識．患者満足度ベストを目指す非手術・低侵襲美容外科，高柳進編，pp18-23，南江堂，東京, 2016

他多数

実践フィラー注入テクニック　　　　　　　　　　　〈検印省略〉

2019年5月15日　第1版第1刷発行
定　価（本体16,000円＋税）

編著者　岩城佳津美
発行者　今井　良
発行所　克誠堂出版株式会社
　　　　〒113-0033　東京都文京区本郷3-23-5-202
　　　　電話　03-3811-0995　　振替　00180-0-196804
　　　　URL　http://www.kokuseido.co.jp

印刷・製本・組版：三美印刷株式会社

ISBN 978-4-7719-0517-7 C3047　　¥16,000E
Printed in japan ©Katsumi Iwaki, 2019

● 本書の複製権，翻訳・翻案権，上映権，譲渡権，公衆送信権，二次的著作物利用権は克誠堂出
版株式会社が保有します。
● 本書を無断で複製する行為（複写，スキャン，デジタルデータ化など）は，「私的使用のため
の複製」など著作権法上の限られた例外を除き禁じられています。大学，病院，診療所，企業
などにおいて，業務上使用する目的（診療，研究活動を含む）で上記の行為を行うことは，そ
の使用範囲が内部的であっても，私的使用には該当せず，違法です。また私的使用に該当する
場合であっても，代行業者等の第三者に依頼して上記の行為を行うことは違法となります。
● JCOPY 〈（社）出版者著作権管理機構　委託出版物〉
本書の無断複写は著作権法上での例外を除き禁じられています。複写される場合は，そのつど
事前に（社）出版者著作権管理機構（電話 03-5244-5088, Fax 03-5244-5089, e-mail：
info@jcopy.or.jp）の許諾を得てください。